AF590958

Dr A.-E. PORTEMER
DE L'UNIVERSITÉ DE PARIS
ANCIEN EXTERNE DES HOPITAUX DE PARIS
ANCIEN INTERNE DE LA PRÉFECTURE
DE LA SEINE

LES ÉROTOMANES

Étude Médico-légale

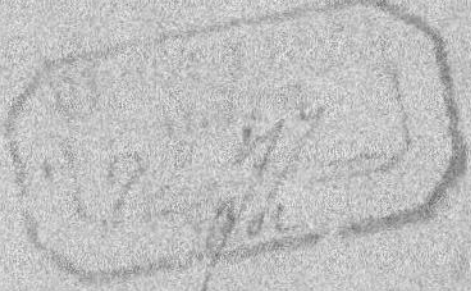

PARIS
Jules ROUSSET
36, Rue Serpente
1902

Dr A.-E. PORTEMER
DE L'UNIVERSITÉ DE PARIS
ANCIEN EXTERNE DES HOPITAUX DE PARIS
ANCIEN INTERNE DE LA PRÉFECTURE
DE LA SEINE

LES ÉROTOMANES

Étude Médico-légale

PARIS
Jules ROUSSET
36, Rue Serpente
1902

A MON PÈRE

A MA MÈRE

Faible témoignage d'une éternelle reconnaissance.

A TOUS MES AMIS

A MES MAITRES DANS LES HOPITAUX

MONSIEUR LE PROFESSEUR P. BERGER

Membre de l'Académie de Médecine,
Chirurgien de l'hôpital Beaujon,
Chevalier de la Légion d'Honneur.

M. LE DOCTEUR ROBERT MOUTARD-MARTIN

Médecin de l'hôpital de la Charité,
Chevalier de la Légion d'honneur.

MONSIEUR LE DOCTEUR CH. MAYGRIER

Professeur agrégé à la Faculté de Médecine
Accoucheur des Hôpitaux.

MONSIEUR LE DOCTEUR S. BANZET

Ancien Interne, Lauréat des Hôpitaux,
Ancien chef de Clinique à la Faculté.

MONSIEUR LE DOCTEUR G. LUYS

Ancien Interne des Hôpitaux,
Assistant de la Clinique des Voies Urinaires
à l'hôpital Lariboisière.

A MONSIEUR LE DOCTEUR P. GARNIER

Médecin en chef de l'Infirmerie spéciale de la Préfecture de Police,
Chargé du Cours de Médecine légale psychiâtrique à la Faculté.

A MON PRÉSIDENT DE THÈSE

M. LE PROFESSEUR JOFFROY

Professeur de clinique des maladies mentales,
Médecin de l'asile Ste-Anne,
Chevalier de la Légion d'honneur.

AVANT-PROPOS

Nous devons le sujet de notre thèse inaugurale à M. le docteur P. Garnier. Il y a quelque temps nous avons eu l'heureuse inspiration de nous faire admettre aux conférences de psychiâtrie médico-légale. On sait qu'elles ont lieu à l'Infirmerie spéciale de la Préfecture de police. Là, dans son cabinet de consultation qui lui sert d'amphithéâtre, exigu la plupart du temps pour le nombre des auditeurs, l'excellent Maître se dépense tout entier pour ceux qui viennent apprendre ou se perfectionner, avec un dévouement qui n'a d'égal que sa modestie. Dans cette assistance privée, quasi-familiale, défilent devant nous, aux heures des leçons, toutes les tares humaines. Les uns sont déjà des criminels, amenés là sous l'inculpation de quelque meurtre ou de quelque violence ; les autres sont seulement des malades, mais malades au point qu'ils troublent la sécurité de leur entourage, et qu'on a dû confier à la police le soin de veiller sur eux.

Parmi ces derniers, il en est qui intéressent et qui

intéresseront toujours : ce sont ces déséquilibrés de l'amour, qu'un sentiment exagéré, poussé à l'extrême, a conduit à des extravagances, à des violences, au crime même.

Combien intéressants entre tous nous ont paru ces érotomanes chez qui l'instinct sexuel semble faire complètement défaut. Ce n'est pas le désir d'une jouissance matérielle, physiologique, qui les pousse, c'est l'idée, le sentiment.

Certes, les érotomanes doivent être nombreux en ce monde. Combien circulent librement dans la société, parce que n'ayant rencontré que peu d'obstacles dans la réalisation de leurs projets, ils n'ont pas eu l'occasion de se manifester d'une façon éclatante. Leur délire évolue ignoré, caché, méconnu. Par contre, combien dangereux ils deviennent, soit pour eux-mêmes, soit pour les personnes qui les entourent, lorsque les obstacles sont nombreux et accumulés, lorsqu'ils ne peuvent arriver à la réalisation complète de leurs projets amoureux.

Cette facilité à la violence nous avait frappé. Nous nous sommes demandé si un tel individu était réellement maître de lui-même. Nous savons que non, puisqu'il obéit à l'influence d'une obsession pathologique.

L'étude de l'érotomanie présente donc un intérêt médico-légal. Nous nous sommes efforcé de le démontrer. Nous avouons bien sincèrement que nous sommes resté au-dessous de notre tâche. Heureux si toutefois nous avons pu convaincre de l'utilité de cette étude.

Les érotomanes ne sont pas inconnus dans la littérature médicale. Presque tous les aliénistes en font mention. Seulement ils les présentent sous des aspects divers. Cela tient à ce que chaque auteur s'est appliqué à mettre en relief le caractère qui l'a le plus frappé.

Tel a surtout considéré la nature psychique de cet amour ; pour lui l'érotomanie est une aberration par *défaut* du sens génésique.

C'est un sentiment hypertrophié.

Tel autre a décrit surtout la ténacité avec laquelle l'érotomane poursuit l'objet de son amour, il en fait une variété de persécuteur : *le persécuteur amoureux*.

Tel autre enfin a surtout remarqué que l'érotomanie contrariée détermine des idées de persécution. Il fait de l'érotomane *un persécuté persécuteur*, différent des autres par le seul facteur étiologique qui est ici l'amour morbide.

C'est pourquoi les observations que nous avons recueillies dans les divers ouvrages ne se ressemblent pas toujours, ne mettant en relief que l'un ou l'autre de ces caractères.

L'érotomane est tout cela à la fois. Ces aspects différents ne sont que des étapes de la maladie.

Dans les trois premiers chapitres, nous nous sommes borné à indiquer la nature de cette maladie, sa définition, ses rapports avec la dégénérescence mentale, qui en forme le fond nécessaire, ses facteurs étiologiques, son domaine exclusivement cérébral dans la sphère de l'idéation.

Dans les chapitres suivants, nous abordons l'étude médico-légale proprement dite. Après avoir montré ce qu'est l'obsession et comment elle s'établit chez l'érotomane, nous voyons comment ce dernier réagit sous son influence et comment, d'étape en étape il peut être amené à des actes criminels.

Après quoi nous tirons des conclusions relativement à sa responsabilité et à la conduite à tenir vis-à-vis de lui.

A l'appui de nos idées, nous citons les observations que les divers auteurs ont déjà publiées, en y ajoutant celles encore inédites, que la fréquentation de l'Infirmerie spéciale nous a permis d'étudier nous-même.

Nous avons puisé pour ce travail partout où nous avons pu. L'index bibliographique que nous publions le démontre suffisamment ; mais outre l'aide de ces documents, nous avons toujours été accueilli favorablement de tous ceux à qui nous avons demandé conseil.

Nous remercions tout particulièrement M. le docteur P. Garnier, médecin en chef de l'Infirmerie spéciale, de l'empressement avec lequel il s'est mis à notre disposition pour nous communiquer tout ce qui nous était utile. Pour la même raison, ses internes, et notamment M. le docteur Colombani, ont droit à notre reconnaissance. MM. les internes de l'asile Sainte-Anne, surtout ceux du service de M. le Professeur Joffroy nous ont toujours fort amicalement reçu. Qu'ils reçoivent ici l'expression de notre profonde gratitude.

Enfin nous remercions tout particulièrement M. le Professeur Joffroy de l'accueil bienveillant qu'il n'a cessé de nous témoigner chaque fois que nous nous sommes présenté devant lui et pour l'honneur qu'il daigne nous faire, en acceptant la présidence de notre thèse.

CHAPITRE PREMIER

NATURE ET DÉFINITION DE L'ÉROTOMANIE
APERÇU HISTORIQUE

Pris au sens purement littéral, le mot *érotomanie* signifie « *folie érotique* ». Mais ce dernier terme est vaste ; il comprend toutes les formes de folie érotique, aussi bien celles qui consistent dans une recherche effrénée, par des moyens naturels ou contre nature, de jouissances sexuelles, que celles où le délire est simplement constitué par une étrange exaltation du sentiment amoureux.

L'érotomanie a un sens plus restreint ; on désigne sous ce nom une forme spéciale de l'amour morbide, nettement distincte des autres formes en ce sens qu'elle est absolument dégagée de tout appétit charnel.

L'érotomane en effet est un sentimental ; mais chez lui la sentimentalité est poussée à un degré extrême, qui indique nettement que nous sommes en présence non pas seulement d'un amoureux passionné, mais d'un véritable malade.

Esquirol a nettement indiqué le caractère pathologique de cet état de l'esprit :

« L'érotomanie, dit-il, n'est point cette langueur qui « pénètre l'âme et le cœur de celui qui sent les premiè- « res atteintes du besoin d'aimer, ni cette douce rêverie « qui a tant de charmes pour l'adolescent, qui lui fait « rechercher la solitude pour mieux savourer à loisir « les délices d'un sentiment qui lui était inconnu...

« L'érotomanie est du ressort de la médecine, c'est « une *affection cérébrale chronique*, caractérisée par « un amour excessif, tantôt pour un objet connu, tantôt « pour un objet imaginaire.

« Dans cette maladie, l'imagination seule est lésée, il « y a *erreur* de l'entendement. C'est une affection men- « tale dans laquelle les idées amoureuses sont fixes et « dominent, comme les idées religieuses sont fixes et « dominent dans la théomanie ou lypémanie reli- « gieuse. »

Cet amour morbide, purement sentimental, était connu des Anciens. Ceux-ci faisaient naître l'érotomanie de l'Amour, et la considéraient comme une vengeance de l'Amour et de sa mère. Les philosophes, les poètes ont décrit ces désirs ; les médecins de tous les âges ont cherché à les étudier. Aristote, Orphée, Salomon, Le Tasse, brûlèrent, dit-on, d'un amour insensé.

Aristote offrait à son épouse la fumée des parfums. Salomon poussait l'amour jusqu'à l'idolâtrie. Ne voit-on pas Orphée aller chercher Eurydice dans les gouffres du Tartare, Lucrèce trancher le fil de ses jours dans un accès d'amour, Le Tasse passer quatorze ans dans les rêves d'une flamme malheureuse ? Ne voit-on pas aussi chez Héloïse et Abailard, l'érotomanie s'associer aux idées religieuses dominantes à l'époque où ils vivaient ?

Au moyen âge, on retrouve l'érotomanie dans les romans de chevalerie, dans les romans de la Table Ronde, et cela n'a rien d'étonnant si l'on se souvient qu'à cette époque la femme était l'objet d'un véritable culte. Pour lui plaire, pour obtenir d'elle seulement un sourire, un regard, il n'est pas d'extravagance qu'on ne fasse. Toute cette époque n'est-elle pas du reste, résumée dans cette devise des chevaliers : « Dieu ! et ma Dame ! »

L'immortel Don Quichotte, de Cervantès, n'est-il pas un tableau fidèle de l'érotomane que son délire pousse à toutes les excentricités ?

Dom Vaissette, dans son *Histoire du Languedoc*, et Lacurne de Sainte-Palaye dans son *Mémoire sur l'ancienne chevalerie*, parlent d'une véritable épidémie d'érotomanie.

Au XIVe siècle, le Poitou était parcouru par une société d'enthousiastes connus sous le nom de « Gallois » et « Galloises ». Ils mettaient leur gloire à devenir les martyrs de l'*Amour*, à faire des vœux en son intention. Ce délire les poussait à des actes étranges : Dans la canicule, ils couraient, vêtus de fourrures faites de toisons d'agneaux ; et à dater de la Toussaint, ils erraient presque nus, sur les montagnes couvertes de neige et sur les bords des étangs glacés. Chaque matin, le chariot du Seigneur de la contrée en ramassait quelques.

uns, morts de froid, de fatigue et de faim (P. Moreau de Tours).

Les anciens parlent aussi des cas où l'érotomane prend, pour objet de son amour, des êtres inanimés. Ptolémon, s'il faut en croire Athénée, assure qu'un Grec avait conçu la plus vive passion pour un Cupidon de pierre de Praxitèle qui se trouvait dans la galerie des tableaux de Delphes. Lucien et saint Clément d'Alexandrie, parlent d'un jeune homme qui devint amoureux, à Cnide, d'une Vénus de Praxitèle. Variola raconte la même chose d'un habitant d'Arles qui vivait de son temps (Esquirol).

Ces faits ne sont-ils pas à rapprocher de celui relaté par un journal parisien en date du 4 mars 1877? Il s'agissait d'un jardinier devenu amoureux d'une statue de Vénus de Milo placée dans un parc de Paris.

Ce n'est véritablement qu'au XIXe siècle que l'érotomanie a été étudiée et classée. Elle a subi, quant à cette étude, l'évolution des idées sur la folie.

Des trois facultés de l'esprit humain, la volonté peut être considérée comme un phénomène réactionnel de l'une des deux autres : sensibilité, intelligence. Tout trouble, soit de la sensibilité, soit de l'intelligence, aura donc sa répercussion dans les phénomènes volontaires. C'est-à-dire que la volonté est toujours perturbée, quand l'une des deux autres facultés l'est. Mais de ces deux dernières, l'une peut-elle être troublée indépendamment de l'autre? C'est possible. Mais en général, dans les désordres primitifs de la sensibilité (état maniaque ou mélancolique), il y a des troubles de l'intelligence (idées délirantes). Mais ces troubles constituent un épiphénomène. Ce sont des troubles *secondaires*. Or jusqu'au début du XIXe siècle il était admis que dans la folie le trouble primordial était toujours le trouble sensitif (Griesinger).

Esquirol, Ferrus, et d'autres réagirent contre cette doctrine. Ils démontrèrent que le trouble de l'intelligence peut lui aussi être le trouble primitif ; que ce trouble peut exister seul, sans autre lésion de l'entendement, comme aussi il peut, *secondairement*, se compliquer de troubles de la sensibilité.

En vertu de ce principe, Esquirol créa les monomanies. Il les distingua en intellectuelles, affectives, et instinctives, et les décrivit séparément. L'érotomanie fut rangée dans cette classe ; et c'est Esquirol qui, le premier, a su isoler cette affection et en a donné une remarquable description (1838).

On s'aperçut bientôt que les différentes monomanies peuvent coexister chez le même sujet, que plusieurs se confondent. Des auteurs démontrèrent aussi qu'il ne saurait y avoir lésion isolée de l'entendement sans participation des autres parties (Griesinger, Fabret, etc.). Les doctrines d'Esquirol furent défendues par Leuret, Guislain, Marc, Georget, etc.

Les choses en étaient là, lorsque Morel, en 1857, vint apporter dans l'étude de la folie la notion étiologique de l'hérédité. L'hérédité avait cependant été constatée avant Morel, mais on ne l'avait ni expliquée, ni précisée. On n'avait retenu que les cas où un aliéné naît directement d'un autre aliéné. Or ce que Morel s'est appliqué à démontrer, c'est la transmission par l'hérédité non pas de la folie proprement dite, mais d'un état mental spécial qui y prédispose.

La dégénérescence mentale étant dès lors acceptée comme un fait acquis, on ne tarde pas à remarquer que les différentes monomanies d'Esquirol ne sont que des formes multiples d'aliénation greffées toutes sur un fond commun : la dégénérescence. L'étude en est activement reprise, et comme ce qui caractérise ces états c'est la conservation de la conscience, que le malade raisonne fort bien, ils ont reçu différents noms.

Trélat les synthétise sous le nom de *folie lucide* (1861). Baillarger (1861) les décrit sous le nom de monomanies avec conscience, les divise en intellectuelles et impulsives. Les premières sont caractérisées par une idée délirante qui s'impose à l'esprit et devient le point de départ d'une série de déductions logiques qui règlent la vie du malade. L'érotomanie rentre dans ce groupe.

En 1866, Jousset met en relief leur caractère *conscient* mais *irrésistible*. La même année, Morel, étant donné leur fond commun : la dégénérescence, les décrit toutes sous le nom synthétique de *délire émotif*, etc...

Depuis, les discussions et les travaux ne font que répéter la même chose. L'érotomanie est une manifestation spéciale de la dégénérescence, et l'impulsion à aimer est décrite à côté de l'impulsion à voler, à boire, à incendier, etc...

Cependant, au point de vue de la dégénérescence mentale, il y a une distinction à faire. L'érotomanie ne s'observe pas chez les idiots ni chez ceux qui s'élèvent à la dignité d'imbéciles ; elle est spéciale, comme les autres troubles de l'intelligence, aux dégénérés supérieurs, aux déséquilibrés.

Les travaux de Ball, de Magnan, de P. Moreau de Tours, P. Garnier, etc., ont montré en effet qu'il faut ranger les érotomanes dans cette catégorie, que nous étudierons au chapitre suivant. Un de leurs grands caractères, en effet, est leur prédisposition aux aberrations du sens génésique.

L'aberration constitue une dérogation aux lois qui régissent la sensibilité propre des organes et des facultés. Par ce mot, nous entendons désigner ces cas dans lesquels l'observation fait constater un changement contre nature exceptionnel et tout à fait pathologique, qui apporte un trouble palpable au fonctionnement régulier d'une faculté. (P. Moreau de Tours.)

Or ce manque d'équilibre, et ce changement contre nature exceptionnel et pathologique, ne les retrouvons-nous pas chez les érotomanes dont le centre psychique est seul en fonction, à un degré extrême, pendant que les autres centres sont inhibés ?

Ce caractère a fait avancer l'étude de l'érotomanie, les auteurs en ont fait une aberration par défaut du sens génésique. (Ball, Magnan, etc.)

Pendant ce temps d'autres (Taguet, Cullerre, etc...) représentent l'érotomane comme un persécuté. Mais c'est un persécuté raisonnant, différent par conséquent du persécuté ordinaire décrit par Legrand du Saulle.

Tous ont raison. L'érotomane est à la fois l'un et l'autre. Nous trouvons, en effet, chez l'érotomane les stigmates psychiques et même physiques de la dégénérescence. Ils font partie de cette catégorie d'individus que dans le monde on appelle des « originaux », des « excentriques », que l'on traite de « personnes bizarres », de « candidats à la folie », sans se douter que l'on a affaire à de véritables aliénés.

L'érotomanie diffère des autres aberrations du sens génésique par ce fait que chez les érotomanes ce sens semble faire absolument défaut. On ne saurait donc la confondre avec la *nymphomanie* ou le *satyriasis*.

« Dans celles-ci, dit Esquirol, le mal naît des orga-« nes reproducteurs dont l'irritation réagit sur le cer-« veau.

« Dans l'érotomanie, l'amour est dans la tête. Le « nymphomane et le satyriasiaque sont victimes d'un « désordre physique ; l'érotomaniaque est le jouet de « son imagination. L'érotomanie est à la nymphoma-« nie et au satyriasis ce que les affections vives du « cœur, mais chastes et honnêtes, sont au libertinage « effréné. Tandis que les propos les plus sales, les ac-« tions les plus honteuses, les plus humiliantes, décè-« lent la nymphomanie et le satyriasis, l'érotomaniaque « ne désire, ne songe même pas aux faveurs qu'il pour-« rait prétendre de l'objet de sa folle tendresse ; » la preuve, c'est que quelquefois son délire a pour objet des êtres inanimés. M. P. Garnier insiste lui aussi sur ce caractère chaste de l'érotomanie.

« Les érotomanes, dit-il, sont des dégénérés chez « lesquels l'image de l'aberration amoureuse vient, non « pas de la sphère génitale à proprement parler, mais

« de l'imagination. Il y a tant de sentiment, dans cet « amour, qu'il ne s'y trouve plus que cela. C'est une « sorte de rêve, d'adoration, et tout se borne à cette ado- « ration mystique. La passion, absolument profonde « d'ailleurs, absorbante, exclusive, est affranchie de « tout appétit charnel. L'amour est tout intellectuel et « plane dans le vague des tendresses éthérées. Non « seulement il est immatériel, mais il va jusqu'à être « impersonnel ; on connait l'érotomane amoureux d'une « ombre, d'un symbole, d'une étoile. » (P. Garnier.)

A l'étranger, les doctrines d'Esquirol et de Morel ont aussi fait école. On admet la folie, dite primaire, c'est-à-dire où le trouble délirant est le trouble primordial. On a donné à cette folie le nom de *paranoia* et on a fait de la *paranoia* un état spécial dont le fond est la dégénérescence. « La paranoia, dit V. Krafft-Ebing, est une maladie psychique chronique qui se rencontre exclusivement chez les *tarés* et dont le symptôme principal est l'existence d'idées délirantes. Ces idées délirantes sont des créations *primaires* du cerveau ; elles sont formées par des opérations de conclusion et de jugement qui s'échafaudent en un véritable édifice d'illusions. Malgré toute son apparence de lucidité, l'intelligence est pourtant troublée d'une manière particulière, en ce sens que, malgré la conservation de la faculté de perception et de réflexion, l'érotomane est incapable de rectifier son imagination, ses illusions, etc... Il les accepte sans critique, comme des faits acquis et s'en sert dans ce sens. »

V. Krafft-Ebing divise la paranoia en originaire ou *congénitale* (forme grave) et *tardive* (forme chronique), selon qu'elle se développe avant ou après la puberté. La paranoïa tardive à marche essentiellement chronique comprend deux formes : l'une dans laquelle le malade déprécie sa personnalité (paranoïa dépressive) ; l'autre dans laquelle, au contraire, il l'exalte (paranoïa expansive). Comme l'érotomane est toujours mégalomane, nous le verrons, c'est dans ce dernier groupe qu'est rangée l'érotomanie.

En même temps que se sont précisés les caractères cliniques de la maladie, ses rapports avec la médecine légale n'ont point échappé aux observateurs.

Les remarquables travaux de Marc, Trélat, Legrand du Saulle, Magnan, Ball, Saury, Sérieux, Krafft-Ebing, P. Garnier, etc., démontrent suffisamment que l'un des caractères les plus nettement établis des aberrations sexuelles des dégénérés est leur nature essentiellement *obsédante* et *impulsive*. Nous verrons, en étudiant ce caractère plus en détail, que cette obsession continuelle à laquelle est soumis le malade, non seulement entrave le libre jeu de sa volonté, mais annihile complètement cette dernière. Le malade agit comme un véritable automate.

Dernièrement encore, au Congrès de 1900, M. P. Garnier insistait d'une façon spéciale sur ce caractère obsédant et impulsif de l'érotomanie, en dégageait des conclusions précises, sur la responsabilité des érotomanes, dans les actes qu'ils commettent sous cette influence ; finalement il donnait de la maladie cette excellente définition qui en résume tous les caractères :

« L'érotomanie est une forme *toute psychique* de l'amour

morbide, dans laquelle la perversion génésique de nature essentiellement *obsédante* pousse *irrésistiblement* à la recherche de l'objet aimé, suscite des *illusions délirantes* en rapport avec le roman pathologique, et *se dégage de tout appétit charnel.* »

CHAPITRE II

DE LA DÉGÉNÉRESCENCE MENTALE
FONDEMENT NÉCESSAIRE DE L'ÉROTOMANIE

L'érotomanie étant un syndrome greffé sur la dégénérescence mentale, il ne nous paraît pas inutile de rappeler la constitution de ce terrain morbide duquel doit surgir un jour l'idée délirante.

L'étude des phénomènes liés à cet état se résume dans la notion de constitution névropathique ou *faiblesse irritable nerveuse*. Chez ces individus, en effet, le système nerveux présente une force de résistance minime, une susceptibilité et une facilité à s'épuiser anormales. Les fonctions cérébrales, y compris les fonctions psychiques, se manifestent ou avec une intensité morbide ou d'une façon imparfaite ou perverse. (V. Krafft-Ebing.)

Comme tous les dégénérés, les érotomanes ont eu des ascendants aliénés, atteints de maladies nerveuses, anormaux au point de vue du caractère, ou bien ils ont eu dans leur jeune âge des processus constitutionnels qui ont influencé d'une manière préjudiciable le développement du cerveau ou du crâne : affections cérébrales graves à la suite de maladies infectieuses, rachitisme, traumatismes, etc. Ou bien les excitations de l'onanisme ont atteint le cerveau en voie de développement au point de vue organique et fonctionnel. Le développement s'arrête complètement et donne l'idiot, ou bien il se fait d'une façon anormale ou perverse ; on a le dégénéré. Il ne s'agit pas d'une dégénérescence anatomo-pathologique de l'écorce cérébrale, mais d'une déviation fonctionnelle permanente et progressive.

Ce fonctionnement anormal et perverti de l'organe central se manifeste par certains signes auxquels on a donné le nom de *stigmates de la dégénérescence* et que l'on retrouve chez les érotomanes, comme chez tous les autres dégénérés. On les a divisés en *stigmates physiques* et *stigmates psychiques*.

Tous les auteurs qui se sont occupés de la dégénérescence mentale sont d'accord pour admettre ces signes et leur division. Nous nous sommes inspiré ici de Krafft-Ebing, et surtout des belles leçons de M. Magnan, du traité de Magnan et Legrain, sur les dégénérés.

I. Stigmates physiques

a) *Dans le domaine des processus vitaux.* — Grande mortalité chez les dégénérés ; abaissement de la moyenne de la durée de la vie, réaction insolite aux influences atmosphériques, telluriques, alimentaires. Grande élévation et irrégularité frappante de la courbe de la température dans les maladies fébriles, qui ont d'ailleurs une évolution et une marche typiques, excitabilité nerveuse extrême, pouvant déterminer des névroses surtout aux époques physiologiques (dentition, puberté, ménopause, etc...), entrée précoce en puberté, développement prématuré du corps et de l'esprit, mais le corps reste frêle, gracile, le teint fin ; constitution lymphatique, tendance aux maladies constitutionnelles (anémie, chlorose tuberculose, etc..).

b) *Dans le domaine du système nerveux.* — Excitabilité anormale des nerfs sensibles, durée très longue de l'émotion ; tendance à l'hyperesthésie ; notation extraordinairement vive des impressions par des sentiments de plaisir ou de déplaisir. Manque d'équilibre dans l'innervation vaso-motrice. Ce manque d'équilibre se manifeste par son intense participation aux émotions psychiques (pâleur, rougeur, palpitations, sensations précordiales, etc...).

c) *Dans le domaine moteur.* — Nystagmus, strabisme. Bégaiement, contractures, grimaces, convulsions ; quelquefois, phénomènes épileptoïdes. (V. Krafft-Ebing.)

d) *Dans l'esthétique générale.* — Dystrophies, atrophies, malformations de l'oreille caractérisées surtout par l'absence du lobule ou son peu de développement, ou encore son adhérence. Asymétrie faciale, conformation ogivale de la voûte palatine, etc... (V. Magnan et Legrain ; *Les dégénérés.*)

II. Stigmates psychiques.

M. Magnan les a synthétisés sous le nom de syndromes épisodiques des dégénérés. Mais le premier caractère de l'état mental de ces derniers, celui qui frappe avant tout et dont tous les autres ne sont du reste que la conséquence, réside dans la disparition de l'équilibre des facultés, de l'harmonie fonctionnelle des divers centres. Ce caractère est très net chez les érotomanes où les centres psychiques fonctionnent sans la coopération des centres sensitifs et spinaux (Magnan).

Cette déséquilibration peut porter sur les trois facultés, celle du sentiment, celle de la conception, celle des phénomènes volontaires. On pourrait, comme beaucoup d'auteurs l'ont fait, diviser les dégénérés en déséquilibrés de la sensibilité, déséquilibrés de l'intelligence, déséquilibrés de la volonté. Mais la volonté n'étant qu'un phénomène réactionnel des deux autres facultés, toute déséquilibration portant soit sur la sphère des sentiments, soit sur celle des idées, entraînera comme conséquence une déséquilibration dans la sphère des phénomènes volontaires. Quoi qu'il en soit, voici comment on constate ce manque d'équilibre dans les diverses facultés.

a) Domaine des sentiments. — La déséquilibration se traduit de la façon suivante : sensibilité et irritabilité surprenante des sentiments ; facile production de la douleur et des émotions psychiques. Chez beaucoup d'individus de ce genre il existe par moments une telle émotivité que chaque pensée devient immédiatement une émotion. De légères indispositions, la menstruation ou d'autres états physiologiques, ou même un simple changement de temps peuvent produire le même effet. (V. Krafft-Ebing.)

C'est ce que M. Magnan résume en disant que les dégénérés sont des *émotifs excitables*, en ce sens que l'impression est chez eux profonde et forte, et des *obsédés*, en ce sens qu'elle persiste indéfiniment. Chez les érotomanes, comme les autres dégénérés, les sensations et les images s'impriment avec une intensité telle qu'elles se répercutent pendant un temps indéfini, produisant des phénomènes d'inhibition caractéristiques de l'obsession consciente (Magnan). Nuit et jour ils sont poursuivis par les mêmes idées, les mêmes affections qui sont d'autant plus désordonnées qu'elles sont concentrées ou exaspérées par la contrariété. La crainte, l'espérance, la jalousie, la joie, la fureur, etc., semblent concourir toutes à la fois ou tour à tour pour rendre plus cruel le tourment de ces infortunés, ils négligent, ils abandonnent, puis ils fuient leurs parents, leurs amis, dédaignent leur fortune, méprisent les convenances sociales (Esquirol).

b) *Domaine de l'intelligence.* — Facilité des représentations, force d'imagination extraordinaire, pouvant aller jusqu'à produire des hallucinations ; promptitude des associations, des opérations ; manière souvent inductive de penser, qui frappe particulièrement (V. Krafft-Ebing). C'est pourquoi nous voyons souvent ces malades figurer dignement dans la société. Plusieurs sont professeurs, beaucoup sont littérateurs, artistes, poëtes. Leurs lettres fort bien tournées témoignent d'un raisonnement irréprochable. Ils font de bonnes études et peuvent acquérir des diplômes. Mais ils ne sont pas maîtres de leurs facultés et ne peuvent en empêcher les extravagances ; aussi, malgré ces avantages qui les rendent capables de travaux scientifiques, la faiblesse irritable empêche l'individu d'arriver à des résultats.

c) *Domaine de la volonté.* — Comme conséquence du manque d'équilibre dans les autres facultés nous trouvons, dans la sphère des phénomènes volontaires, des actes dits *impulsifs*. Les malades se sentent poussés, durant des périodes qui reviennent assez fréquemment et assez régulièrement, à des actes étranges, à des extravagances, à des violences même, dont le mobile est toujours dans les conceptions délirantes. Ce sont des individus de ce genre que Morel désigne du nom d'*hommes instinctifs*. Leurs *conceptions obsédantes*, leurs *actes impulsifs* et leurs *étranges liaisons d'idées* justifient cette manière de voir. Cette déséquilibration totale peut avoir comme conséquence la perte complète du sens moral. Le malade n'a plus la notion du bien et du mal.

Le caractère obsédant des conceptions délirantes et conséquemment le caractère impulsif des actes qui en découlent forment précisément le côté médico-légal de cette étude. Nous y reviendrons plus loin, en les précisant davantage, en montrant comment ils président à l'évolution entière du syndrome.

La déséquilibration porte non seulement sur les facultés proprement dites, mais encore sur l'équilibre cérébro-médullaire. Magnan et Legrain l'ont nettement démontré du moins pour ce qui concerne les érotomanes, chez lesquels le centre psychique possède un tonus exagéré, produisant sur les autres centres un phénomène d'arrêt ou d'inhibition. On peut résumer tout cela en disant que le caractère saillant de la dégénérescence mentale est l'absence de synergie dans la coopération des divers centres se traduisant chez l'érotomane par :

a) Prédominance et tonus exagéré du centre psychique.

b) Inhibition et arrêt des autres centres.

C'est là tout le secret de l'obsession (Magnan).

En somme, ce qui caractérise le dégénéré supérieur, dit à son tour E. Laurent, c'est le manque d'équilibre et de pondération. Ses actes et ses conceptions ne portent point, malgré leur extravagance et leur étrangeté, cette empreinte de bêtise qui est comme la marque de l'impuissance intellectuelle. Loin de là ; il est susceptible d'idées généreuses et de hautes conceptions, mais son activité cérébrale agit d'une façon inégale et par soubresauts.

Le dégénéré supérieur sera donc un cœur tout préparé pour recevoir l'amour morbide. Quelquefois l'amour apparaît chez lui subitement et pour ainsi dire sans raison ; d'autres fois il est le résultat d'une série de suggestions, suggestions du milieu, suggestions de l'objet aimé, etc... Mais bien plus souvent la suggestion part du sujet lui-même qui alors *s'auto-suggestionne*. Son amour ressemble à l'idée fixe des aliénés, mais l'idée vient de lui ; si vous n'approuvez pas sa folle passion, si vous cherchez à lui montrer combien elle est ridicule et insensée, il vous traitera d'homme rassis, de cœur sec, etc... « Ne parlez pas d'amour, clame-t-il, vous n'avez jamais aimé et vous n'aimerez jamais ! Vous ne savez pas ce que c'est que l'amour ; vous ne le saurez jamais ! ! » Vanité et paradoxe ! Comme s'il fallait être fou pour aimer ! Autant dire que l'homme qui ne s'est jamais enivré ne connait pas le goût du vin et ne sait pas l'apprécier ! ! Cet amour morbide est une hypertrophie d'un sentiment vrai, et par conséquent un cas pathologique. (E. Laurent, *L'amour morbide*.)

CHAPITRE III

NOTIONS ÉTIOLOGIQUES ET ANATOMO-PATHOLOGIQUES

A part la prédisposition créée par la dégénérescence mentale, nous savons peu de chose des facteurs étiologiques qui peuvent avoir quelque influence sur le développement et l'évolution de l'érotomanie. Il est certain que, chez le dégénéré, la tendance spéciale et anormale du caractère détermine la forme de son délire. Aussi, voyons-nous, par exemple, un individu de tout temps méfiant, renfermé et aimant la solitude devenir un jour persécuté ; un homme brutal, irascible, égoïste et défectueux dans ses idées, devenir chicaneur, *quærulens* ; une personne dévote et excentrique, devient une proie pour la paranoïa religieuse ; une autre, affectueuse, aimante, mais exaltée dans ses sentiments, verse dans l'érotomanie. Celle-ci peut s'observer à tous les âges ; cependant l'érotomanie vraie, celle que Trélat appelle essentielle, est une maladie de l'âge adulte. On voit malgré tout l'érotomanie atteindre les enfants, ou les vieillards.

« Chez les enfants, dit P. Moreau de Tours, ce

sont surtout les petites filles qui sont frappées. Le tempérament éminemment nerveux du jeune âge est facilement ébranlé par une vie inoccupée, molle, par l'attrait des plaisirs, par un entourage qui ne sait pas toujours résister aux volontés les plus insensées. Sous l'influence d'une érotomanie passagère, des écoliers ou de petites pensionnaires, s'imaginant qu'on les a regardés, qu'on les aime, se renferment pour écrire d'interminables épitres, emploient l'argent qu'on leur donne pour leurs menus plaisirs à l'achat de bouquets. Rien ne les rebute ; le silence opposé à leurs envois est logiquement expliqué par eux ; on a peur de se compromettre en leur répondant ; c'est une mesure de prudence, etc. Qui de nous ne se rappelle avoir connu des camarades de collège atteints de ce travers, écrire lettres sur lettres, à des actrices, à des femmes à la mode, à des cousines surtout, ne parler que d'elles, n'agir que pour elles, en un mot se conduire en véritables fous.

« A cet âge le délire dure peu ; l'insouciance, le plus bel ornement de la jeunesse, a bien vite raison de ces billevesées. » (P. Moreau de Tours. *Aberrations du sens génésique.*)

Le véritable délire érotomaniaque, celui qui dure, qui évolue chroniquement, progressivement et fatalement, appartient à l'âge adulte. *La puberté* n'est pas sans influence sur son éclosion. L'ignorance où est l'enfant de tout ce qui a trait aux rapports sexuels explique la tendance érotomaniaque du premier besoin d'aimer. Chez l'adulte, ce n'est plus la même chose. « A l'époque de la puberté, dit Ball, il se produit le roman caressé dans les profondeurs de l'intelligence. Les dispositions morbides se développent et s'exagèrent ; le délire se constitue. Il suffit d'une cause occasionnelle subitement mise en jeu pour le faire éclater. »

La menstruation est signalée comme ayant une influence sur la détermination des paroxysmes amoureux (Dagonet.) On a même signalé, chez certaines érotomanes, des crises de nymphomanie apparaissant avec la menstruation et disparaissant avec elle (Trélat, P. Moreau de Tours), ce qui donnait à l'érotomanie un cachet absolument spécial. (P. Moreau.)

La ménopause a fait quelquefois éclater l'érotomanie chez les vieillards. On a vu par contre l'érotomanie ramener la menstruation depuis longtemps disparue Témoin ce cas d'Esquirol :

Une dame âgée de quatre-vingts ans, qui dans sa jeunesse avait vécu dans les illusions du grand monde, réduite à une fortune médiocre, vivait à la campagne et jouissait d'une excellente santé, malgré son grand âge. A la suite des événements de 1830 cette dame est prise d'érotomanie ; son amour a pour objet un jeune homme qui a joué un grand rôle à cette époque. Elle se croit aimée, assure que la menstruation s'est rétablie chez elle, fait grande toilette, attend son amant au rendez-vous, fait préparer des aliments qu'elle porte elle-même dans les champs, persuadée que l'objet de son amour viendra les prendre avec elle. Elle l'entend qui lui parle, elle cause avec lui, le voit, le cherche partout. Après quelques mois le cerveau de cette malade s'est progressivement affaibli ; un an après l'invasion du délire elle est dans la démence ; elle parle seule et à voix basse ; elle prononce souvent le nom de l'objet de son délire.

Nous donnons plus loin une autre observation d'Esquirol relative à un cas semblable. A ce propos on s'est demandé si à part l'influence de la ménopause on ne trouverait pas celle des *affections organiques* des organes génitaux, en particulier, de l'utérus, chez la femme. Il est possible que l'irritation nerveuse qui est toujours la conséquence des affections utérines prédispose à l'érotomanie ; mais elle prédispose plutôt aux autres anomalies sexuelles, celles où intervient l'élément « charnel ».

Pour la même raison, *l'hystérie* a été incriminée. De fait on rencontre souvent chez les érotomanes, surtout les femmes, des stigmates hystériques. Mais il n'y a là que coexistence d'une névrose et d'une psychose. Dans le vulgaire, hystérie et érotomanie sont synonymes le plus souvent. A vrai dire, il existe une manie hystérique à forme érotique qui peut aider à la confusion, mais dans cette dernière les idées amoureuses s'étendent à tous les objets propres à exciter le système nerveux, tandis que dans l'érotomanie, les affections ont le caractère de la monomanie c'est-à-dire qu'elles sont fixes et concentrées sur un seul objet.

Les *influences climatologiques* sont nulles. Malgré le soleil plus chaud du Midi, les érotomanes du Nord ont une obsession aussi violente que ceux du Sud et se livrent à des extravagances identiques. Nous en dirons autant de *l'influence d'un milieu urbain ou rural*. La première est généralement admise. Les cas d'érotomanie sont plus fréquents, relativement au chiffre de la population, dans les villes. Cela tient à ce que les villes attirent les talents, les capacités, toutes les forces vives de la nation et produisent par cette sélection des générations intelligentes, mais névropathiques et stériles. (Jacoby. *Etudes sur la sélection dans ses rapports avec l'hérédité chez l'homme.*)

La raison de ces générations névropathiques, dit Cullerre, il faut la chercher dans le surmenage cérébral, l'ardeur de la lutte pour la vie, les excès de toutes sortes, la débauche, etc. Ces causes étant plus fréquentes à la ville, celle-ci devient un facteur de dégénérescence et secondairement d'érotomanie.

Mais il y a des érotomanes tout aussi nombreux à la campagne. Esquirol les a signalés ; les causes y sont du reste absolument les mêmes qu'à la ville.

Le *sexe* n'exerce pas non plus d'influence spéciale. A première vue, il semble que la femme, douée d'une nature plus fine, soit plus portée que l'homme aux aspirations idéales, aux tendresses poétiques, éthérées. Ignorante plus souvent que l'homme de l'instinct sexuel, elle semble offrir un terrain mieux préparé à l'évolution d'un syndrome tel que l'érotomanie. Il n'en est rien. Mêmes conceptions délirantes, même obsession, mêmes réactions impulsives dans l'un comme dans l'autre sexe.

Plus caractéristique et plus certaine est l'influence exercée par l'*éducation et le genre de vie*. Les érotomanes ont tous l'esprit cultivé ; ils ont souvent reçu une très bonne instruction, on leur a inculqué aussi une excellente éducation. Mais cette éducation a affiné davantage un système nerveux déjà porté à l'exaltation par suite de la faiblesse irritable, résultant de la tare dégénératrice. Une vie efféminée, molle, une imagination vive, la lecture de livres érotiques, de romans où l'on parle d'amour, où on le dépeint avec une certaine élévation d'idées, la fréquentation des théâtres ; en un mot tout ce qui représente une image quelconque de la vie où l'amour entre en jeu, suffit le plus souvent à jeter le trouble dans ces esprits si bien préparés à le recevoir.

Enfin, un facteur étiologique que la plupart des auteurs sont unanimes à signaler, au moins chez l'homme, est l'*onanisme*.

Pour Krafft-Ebing, l'amour platonique, « cet enthousiasme romanesque pour une personne de l'autre sexe, pour la satisfaction esthétique qu'elle procure, n'a sa cause que dans l'affaiblissement des organes génitaux, résultat de la masturbation pratiquée depuis longtemps. »

Ball est non moins catégorique : « Dans la majorité des cas, dit-il, les érotomanes sont d'une chasteté absolue. Mais ils ont souvent, au point de vue génital, des idées délirantes qui trouvent leur soulagement dans les abus solitaires. Ils restent vierges de tout rapport sexuel, mais on peut dire que le mot érotomanie est synonyme de masturbation. »

D'autres auteurs (Dagonet, etc.), admettent également cette cause. On ne saurait donc la nier. Mais tous les érotomanes, les femmes en particulier, ne sont pas onanistes. Toutefois, chez ceux qui le sont, il n'est pas douteux que la masturbation, en exaltant la sensibilité du système nerveux, prédispose à l'érotomanie.

Esquirol, qui admet lui aussi cette influence, admet également celle de la continence qui, dit-il, provoquant une activité trop énergique, prédispose à l'érotomanie.

Toutes les influences dont nous venons de parler ne sont en réalité que des causes prédisposantes. Pour faire éclater ce délire il intervient parfois une cause occasionnelle. Celle-ci sera le plus souvent une lecture ou une rencontre fortuite. Le prédisposé reçoit comme un coup de foudre en lisant une phrase qu'il se croit destinée, en croyant se reconnaître dans le personnage amoureux et aimé d'un roman, en rencontrant soudain la personne de l'autre sexe qui ressemble, selon lui, à l'idéal que déjà depuis longtemps il s'est fait dans son esprit. Dès lors l'idée délirante s'implante et évolue. Il s'en faut que la cause occasionnelle soit toujours objective. Elle peut être subjective. Le malade peut être assez fortement obsédé par son « idéal » pour croire à son existence réelle. L'idée délirante peut donc éclater d'emblée ; l'objet des tendresses de l'érotomane étant une simple création de son imagination.

Pour être complet sur l'ensemble des phénomènes qui entrent en jeu dans la production et l'évolution de l'érotomanie, il faudrait pouvoir dire quelle est la lésion matérielle qui correspond au syndrome et quel est le siège anatomique de cette lésion.

Nous avons dit qu'il était dans la tête. (Esquirol.) Le cerveau et le cervelet sont-ils affectés? Nous avouons notre ignorance ; nous n'en savons rien.

« Il nous suffit, ajoute Esquirol, d'avoir fait sentir que cette maladie est une véritable altération de la sensibilité et de la faculté pensante, pour en conclure que l'encéphale est lésé. Nous ne saurions rien voir au-delà ; quelle est cette lésion, elle nous est inconnue. »

Depuis qu'Esquirol a écrit ces lignes (1838), l'anatomie pathologique de l'érotomanie n'a guère fait de progrès. Nous savons que le cerveau est lésé ; nous ne savons pas où il est lésé ; il y a là une lacune, lacune que l'on retrouve du reste dans l'étude de beaucoup d'autres affections mentales.

Dans un mémoire en date du 13 janvier 1885, à l'Académie de médecine, M. Magnan s'est efforcé de préciser non pas le siège anatomique exact, mais la zone cérébrale où ressortit l'érotomanie.

« Je désire m'arrêter, dit M. Magnan, sur les anomalies, les aberrations et les perversions sexuelles qui se montrent dans cette catégorie d'aliénés que l'on désigne sous le nom de dégénérés, groupe de malades chez lesquels l'hérédité exerce l'influence la plus puissante et qui, depuis l'idiotie profonde jusqu'aux individus mal équilibrés, présente tous les degrés de la débilité mentale. »

D'après ses recherches, M. Magnan range ces malades en quatre groupes.

1° *Les spinaux.* — Ils sont réduits au réflexe simple. Leur domaine se trouve limité à la moelle, au centre génito-spinal de Büdge, c'est l'onanisme chez l'idiot complet.

2° *Les spinaux cérébraux postérieurs.* — Dans ce second groupe, le champ d'action s'étend et la région postérieure du cerveau intervient. Placée en arrière de la circonvolution pariétale ascendante, cette région contient les centres sensitifs ou perceptifs, ainsi que tendent à le démontrer des recherches physiologiques récentes, et aussi quelques résultats anatomo-pathologiques, particulièrement ceux qui se rattachent à la cécité et à la surdité psychiques.

Cette zone des centres corticaux n'est autre que le substratum organique des appétits et des instincts, que le siège de l'automatisme cérébral, toutes les fois que, pour des causes diverses, la région antérieure vient à perdre la haute direction fonctionnelle, comme dans le rêve, ou certains états pathologiques, l'épilepsie par exemple. Chez ces malades, la vue seule, l'image d'un sujet du sexe différent, quelles que soient ses qualités, qu'il soit beau ou laid, jeune ou vieux, provoque l'orgasme vénérien ; c'est l'acte instinctif purement brutal.

3° *Les spinaux cérébraux antérieurs.* — Dans ce troisième groupe le point de départ du réflexe est dans l'écorce cérébrale antérieure, et de là aboutit à la moelle; c'est là une influence psychique qui, comme dans l'état normal, agit sur le centre génito-spinal. Mais l'idée, le sentiment ou le penchant sont ici pervertis. Nous voyons en effet le penchant anormal d'une femme pour un garçon de deux ans; d'autre part, l'acte sexuel, chez un homme sous la dépendance exclusive du souvenir de la tête d'une vieille femme ridée, couverte d'un bonnet de nuit. Par suite, frigidité complète la première nuit des noces, l'image n'étant pas évoquée.

4° *Cérébraux antérieurs et psychiques.* — C'est le groupe qui nous intéresse ici. Dans ce groupe, on ne connaît plus les instincts inférieurs, on devient même indifférent à l'instinct de la génération, la moelle, le cerveau postérieur restent silencieux, on est *installé en pleine région frontale* dans le domaine de l'idéation. C'est l'amour sans désir vénérien, en dehors de toute préoccupation charnelle. (Magnan.)

CHAPITRE IV

DE L'OBSESSION EN GÉNÉRAL ET DE L'OBSESSION ÉROTOMANIAQUE EN PARTICULIER

Nous avons vu que l'un des caractères essentiels de l'érotomanie est la nature obsédante et impulsive des idées délirantes. La volonté des malades étant lésée, on comprend que des réserves soient à faire au point de vue de leur responsabilité. Nous entrons ici en pleine médecine légale. Certes, idées obsédantes et actes impulsifs ne sont pas à confondre à proprement parler avec les obsessions et les impulsions, syndromes épisodiques de Magnan. Mais leur influence sur les déterminations volontaires est la même ; il ne nous paraît pas inutile de préciser ici ces caractères.

Conformément aux vues de l'école de Sainte-Anne, M. de Krafft-Ebing (Congrès de médecine de 1900, section de psychiatrie, séance du 8 août) définit l'obsession : un mode d'activité cérébrale dans lequel un mot, une pensée, une image s'impose à l'esprit en dehors de la volonté, avec une angoisse douloureuse qui la rend irrésistible. (Magnan.)

Par impulsion il comprend un acte consciemment accompli qui n'a pu être inhibé par un effort de la volonté.

Conscience et irrésistibilité : telles sont les deux notions à retenir ; le malade sait ce qu'il fait ; il ne peut s'empêcher de le faire.

Comme le démontre M. Magnan, l'obsession et l'impulsion existent parfois chez les sujets normaux à titre de phénomènes transitoires, accidentels.

Chez ceux-ci, en effet, il peut arriver qu'une manifestation cérébrale quelconque d'ordre intellectuel ou affectif s'impose assez fortement à la conscience et exige un accomplissement immédiat, irrésistible, quoique conscient. Cet accomplissement constitue l'impulsion. L'impulsion n'est donc que la conclusion de l'obsession.

Ainsi, chez un sujet sain au point de vue mental, pour que l'obsession soit réalisée, il faut qu'une idée surgisse avec assez de force pour paralyser la volonté, ou qu'elle soit répétée suffisamment pour entraver le cours des associations. Il s'ensuit une rupture de l'équilibre intellectuel, entraînant passagèrement l'impuissance de la volonté. Mais si la volonté succombe ici, ce n'est pas parce qu'elle est malade ; c'est parce qu'elle a affaire à plus forte partie, parce que l'activité du centre producteur de l'idée obsédante est exagérée.

Telle est l'obsession physiologique (Magnan). La volonté n'étant pas malade ne tarde pas du reste à reprendre le dessus ; en tout cas le sujet peut toujours distraire sa pensée et la porter d'un autre côté ; il reste maître de ses actes.

De même si le retour de l'idée obsédante est fréquent, la volonté peut céder parce qu'elle se fatigue ; elle produit l'impulsion.

Si l'on vient à discuter la responsabilité de celui qui agit dans ces conditions, on peut déclarer qu'elle est atténuée, elle n'est jamais nulle.

Il n'en est plus de même quand, par suite de la prédisposition spéciale du sujet, l'obsession est dite pathologique.

La conscience est toujours conservée, mais tandis que dans l'obsession physiologique le sujet reste maître de ses actes, l'obsession pathologique présente un nouveau caractère, *l'irrésistibilité*. Si le malade essaye de résister, il en résulte pour lui un état de souffrance morale indescriptible et l'impulsion, c'est-à-dire la réalisation de l'idée obsédante, le passage à l'acte, amène un soulagement, une détente, une réelle satisfaction.

On reconnait donc l'obsession pathologique à ces divers caractères : conscience, irrésistibilité due à sa persistance, sa répétition, à cet état de souffrance morale qui l'accompagne. Cet état peut même avoir un pendant physique (palpitations, cardialgie, oppression, etc.).

Le malade n'est plus maître de ses actes ; l'obsession, ce *tic moral* (Magnan, P. Garnier), le tenaille, le poursuit nuit et jour et tient sous sa dépendance toute la série de ses actions. « Mon esprit marche malgré moi. Il y y deux personnes en moi, etc. » (P. Garnier). Les malades sentent parfaitement qu'ils sont ainsi poussés. « Ils ont, dit P. Moreau de Tours, le sentiment confus, tacite, mais réel d'une puissance supérieure à laquelle ils opposeraient en vain une plus longue résistance. Le désir en effet, s'est à peine emparé d'eux qu'ils semblent convaincus qu'il faudra qu'il soit absolument satisfait, et dès lors ils se laissent aller à leurs impulsions dont ils acceptent toutes les conséquences quelles qu'elles doivent être, ils oublient tout pour ne songer qu'à l'exécution de leurs desseins. »

On ne saurait donc, ainsi que nous le dirons plus loin, considérer comme responsable l'érotomane qui cède à l'idée obsédante et agit sous son influence. Il cesse d'être le maître de lui-même ; il n'est que l'instrument passif du pouvoir inconnu auquel il a peut-être résisté pendant un temps plus ou moins long, mais qui a fini par le dominer d'une manière absolue.

Ce caractère d'irrésistibilité est en effet absolument net chez lui. Sous l'influence de l'idée obsédante, convaincu qu'il n'éprouvera de bonheur réel que par la réalisation de cette idée, il se livre à toutes les extravagances, voire à des actes violents et répressibles judiciairement, comme nous allons le voir.

Voyons d'abord comment l'idée obsédante amoureuse naît dans le cerveau de l'érotomane ; quelles sont les circonstances qui lui donnent une physionomie particulière, qui aident à son installation. Il nous sera facile ensuite de dire et de comprendre, dans le chapitre suivant, comment le malade réagit et évolue sous cette influence.

Le futur érotomane est en général, comme Ball nous le représente, d'un tempérament réservé. Il se fait remarquer de bonne heure par un état singulier, des allures étranges en société, surtout en présence des personnes de l'autre sexe. Les choses en restent habituellement là jusqu'à l'âge de la puberté. A cette époque il se produit le roman caressé dans les profondeurs de l'intelligence, les dispositions morbides se développent et s'exagèrent (Ball). Doués d'une grande impressionnabilité, d'une sensibilité exquise, vive, facile à s'exalter, les érotomanes s'abandonnent alors sans réserve aux impressions qu'ils ressentent ; ils les analysent dans leurs moindres détails ; ils s'en pénètrent tout entiers. La passion, toujours prête à s'épancher, se jette avidement sur tout ce qui est propre à en accroître l'énergie, l'esprit est sans cesse ramené vers la cause qui l'a fait naître, il y découvre à chaque instant de nouveaux rapports qui sont autant de brandons propres à l'attiser. D'exclusive qu'elle est, il reste peu à faire pour qu'elle devienne irrésistible. L'idée fixe naît et s'implante (P. Moreau de Tours).

Cette idée se rapporte le plus souvent à une personne du sexe opposé. Mais cela n'est pas absolu. L'érotomane adresse très bien son affection à un objet impersonnel. Rappelons par exemple ce malade de M. Magnan, érotomane amoureux d'une étoile, dont l'observation est plus loin. L'amour du merveilleux semble s'y associer à l'amour proprement dit. Un pas de plus, l'être deviendra immatériel, mystique. Le mysticisme, on le voit, n'est qu'une érotomanie spéciale.

Mais en général, nous l'avons dit, il s'agit d'une personne de l'autre sexe. L'érotomane en devient amoureux quand il la connait, c'est-à-dire après une rencontre, une mise en présence dans la rue, au théâtre, à l'église, dans tout endroit public quelconque, surtout s'il se croit remarqué d'elle. Mais il n'est pas nécessaire que l'érotomane *connaisse* l'objet de son amour. Il peut l'aimer déjà avant de le connaître. Bien plus, il peut l'aimer sans jamais le connaître ; ses protestations amoureuses s'adressent à un être imaginaire qui n'existe que dans l'esprit du malade. M. P. Garnier cite à ce propos un exemple caractéristique. « Il y a quelques années, dit l'excellent Maître, un personnage politique célèbre trouvait à la porte de son domicile, à toute heure du jour, un jeune homme aux allures bizarres qui semblait guetter quelqu'un. Cela dura fort longtemps, puis des lettres arrivèrent. L'auteur signait, et plaignait l'homme d'Etat d'en être réduit à l'extrémité de cacher sa fille, de la séquestrer. Mais les destins s'accomplissaient, malgré l'attitude de parents barbares. Il savait que Mlle X... l'aimait de la même passion qu'il lui avait vouée depuis longtemps, etc... Des épitres destinées à la chère fiancée étaient débordantes d'amour et pleines d'encouragements à persévérer, à ne pas céder. Ils seraient bien unis un jour ou l'autre ! !

Le *père barbare* recevait en même temps des menaces, et la poursuite dirigée sans trêve par cet amoureux contre M. X... fut jugée intolérable. On conduisit le jeune homme chez le commissaire, et là on lui expliqua que son idée de croire à l'amour de Mlle X... était d'autant plus absurde que M. X... *n'avait pas d'enfants ! !*

L'érotomane n'en crut rien ! Il se remit à monter la garde ; attendant *l'adorée qu'on lui cachait*. On l'arrêta de nouveau et il fallut l'interner. « Nous ne pûmes, ajoute M. P. Garnier, lui persuader qu'il s'était trompé. Non seulement il avait imaginé l'amour, mais son rêve amoureux avait encore créé de toutes pièces la jeune fille mystérieuse, séquestrée par ses parents. Quand nous lui affirmions que nous connaissions personnellement le personnage politique qu'il obsédait ainsi et que nous savions qu'il n'avait pas d'enfant et vivait seul avec sa femme, nous n'eûmes de lui qu'un sourire triste et profondément sceptique. »

Cet exemple est rare, aussi rare que celui de l'érotomane amoureux d'un symbole, d'une étoile. En général, l'objet de cet amour est une personne que l'érotomane a vue, et de qui, nous l'avons dit, il se croit spécialement remarqué.

Mais il ne suffit pas, pour produire un trouble aussi profond, que cette personne ait le seul caractère d'appartenir à l'autre sexe. L'idéal étant formé à l'avance dans l'esprit du malade, il faut que la personne y ressemble ; et comme tout érotomane est toujours mégalomane, cet idéal étant toujours un être plus élevé, supérieur, il faut, pour que le trouble soit créé, que la personne en question appartienne à un rang social plus élevé que celui du malade, ou que, de par sa profession, elle soit nettement distincte du reste de la société ou ait quelque autorité sur elle.

L'érotomane est un amoureux ambitieux ; c'est pourquoi les auteurs allemands rangent l'érotomanie dans la classe des paranoïa expansives. L'érotomane ayant toujours cette haute opinion de lui-même, lorsqu'il se croit remarqué d'un grand personnage, malgré une timidité apparente, cela ne l'étonne pas, cela lui paraît naturel. C'est pourquoi les grandes dames, les princesses, les reines, sont celles qui reçoivent le plus de ces témoignages extraordinaires. Combien d'entre elles ont eu de ces amoureux éperdus, tantôt discrets, tantôt entreprenants jusqu'au délire. Ruy-Blas, un laquais, aime Dona Maria de Neubourg, reine d'Espagne.

Madame, sous vos pieds, dans l'ombre un homme est là
Qui vous aime, perdu dans la nuit qui le voile,
Qui souffre, ver de terre amoureux d'une étoile!
Qui pour vous donnera son âme s'il le faut!
Et qui se meurt en bas, quand vous brillez en haut.

(Victor Hugo.)

Un page tomba amoureux de Marie Stuart. Deux fois on le trouva caché sous le lit de la reine. La première fois on lui pardonna. La seconde, on l'envoya à l'échafaud. Il mourut en murmurant ces simples mots: « Cruelle Dame » (Ball).

Carmosine s'est éprise de Pierre d'Aragon, roi de Sicile, et elle en meurt. Nous avons nous-même trois autres observations où l'objet de ces tendresses occupe une haute situation. On les trouvera plus loin.

Si les reines de ce monde sont souvent l'objet de poursuites amoureuses, la Sainte Vierge, reine des Anges, dit Ball, n'échappe pas à ce culte. Pour qui connaît la filiation des idées dans ces esprits malades, il n'est pas douteux que ce culte éthéré que bien des prêtres ont voué à la Sainte Vierge, que cette adoration qui brille dans bien des ouvrages de théologie les plus sérieux, sont les effets d'une érotomanie qui s'ignore elle-même ; c'est l'amour de la femme qui parle sous les apparences de la piété dans le culte ardent de ces vertueux célibataires. Leur chasteté devait les prédisposer à cette aberration (Ball).

Qui ne se rappelle, à ce propos, le tableau tracé d'une main de maître par E. Zola, de ce prêtre invoquant la Sainte Vierge avec des élans passionnés. Qu'on nous permette de le reproduire. L'abbé Mouret ne doit pas être seul dans son cas.

« Les lèvres balbutiantes, l'abbé Mouret regardait la « Sainte Vierge. Il la voyait venir à lui, du fond de sa « niche verte, dans une splendeur croissante. Ce n'est « plus un clair de lune roulant à la cime des arbres. « Elle lui semblait vêtue de soleil ; elle s'avançait ma- « jestueusement, glorieuse, colossale, si toute-puissante « qu'il était tenté par moments de se jeter la face contre « terre pour éviter le flamboiement de cette porte ouverte « sur le Ciel....

« Lorsque seul, en face de la grande Vierge dorée, il « s'hallucinait jusqu'à la voir se pencher pour lui donner « ses bandeaux à baiser, il redevenait très bon, très « juste, tout envahi d'une vie de tendresse..... Alors il « s'enfonça dans les subtilités de son affection ; il se « donna des délices inouïes à discuter la légitimité de « ses sentiments. Les livres de dévotion à la Vierge « l'excusèrent, le ravirent, l'emplirent de raisonnements

« qu'il répétait avec des recueillements de prière. Ce fut « là qu'il apprit à être l'esclave de Jésus en Marie. Et « il citait toutes sortes de preuves, il distinguait, il tirait « des conséquences. Marie, à laquelle Jésus avait obéi « sur la terre, devait être obéie par tous les hommes. « Marie gardait sa puissance de Mère dans le Ciel où « elle était la grande dispensatrice des trésors de Dieu, « la seule qui pût l'implorer, la seule qui distribuât les « trônes. Marie, simple créature auprès de Dieu, mais « haussée jusqu'à lui, devenait ainsi le lien humain du « ciel à la terre, l'intermédiaire de toute grâce, de toute « miséricorde ; et la conclusion était toujours qu'il fallait « l'aimer par dessus tout, en Dieu lui-même. Puis « c'étaient des curiosités théologiques plus ardues ; le « mariage de l'Époux céleste ; le Saint-Esprit scellant le « vase d'Élection, mettant la Vierge-Mère dans un miracle « éternel, donnant sa pureté inviolable à la dévotion des « hommes. C'était la Vierge victorieuse de toutes les « hérésies, l'ennemie irréconciliable de Satan, l'Ève « nouvelle annoncée comme devant écraser la tête du « serpent, la Porte auguste de la Grâce, par laquelle le « Sauveur était entré une première fois, par laquelle il « entrerait de nouveau au dernier jour : prophétie vague, « annonce d'un rôle plus large de Marie, qui laissait « Serge sous le rêve de quelque épanouissement immense « d'amour. Cette venue de la femme dans le Ciel jaloux « et cruel de l'Ancien Testament ; cette figure de blan- « cheur mise au pied de la Trinité redoutable était pour « lui la grâce même de la religion ; ce qui le consolait « de l'épouvante de la Foi ; son refuge d'homme perdu

« au milieu des mystères du Dogme. Et quand il se fut « prouvé point par point, longuement, qu'elle était le « chemin de Jésus aisé, court, parfait, assuré, il se livra « de nouveau à elle, tout entier, sans remords ; il s'étu- « dia à être son vrai dévot, mourant à lui-même, s'abî- « mant dans la soumission.

« Heure de volupté divine. Les livres de dévotion à la « Vierge brûlaient entre ses mains. Ils lui parlaient une « langue d'amour qui brûlait comme un encens. Marie « n'était plus l'adolescente voilée de blanc, les bras « croisés, debout à quelques pas de son Christ. Elle « arrivait au milieu d'une splendeur, telle que Jean la « vit, vêtue de soleil, couronnée de douze étoiles, ayant « la lune sous ses pieds ; elle l'embaumait de sa bonne « odeur, l'enflammait du désir du ciel, le ravissait « jusque dans la chaleur des astres flambant à son front. « Il se jetait devant elle, se criait son esclave et rien « n'était plus doux que ce mot d'esclave qu'il répétait, « qu'il goûtait davantage sur sa bouche balbutiante, à « mesure qu'il s'écrasait à ses pieds, pour être sa chose, « son rien, la poussière effleurée du vol de sa robe « bleue. Il disait avec David : « Marie est faite pour « moi. » Il ajoutait avec l'évangéliste : « Je t'ai prise « pour tout mon bien. » Il la nommait « Ma chère Maî- « tresse », manquant de mots, arrivant à un babillage « d'enfant et d'amant, n'ayant plus que le souffle en- « trecoupé de sa passion. Elle était la bienheureuse, « la Reine du ciel, célébrée par les neuf chœurs des « anges ; la mère de la belle dilection ; le trésor du Sei- « gneur. Les images vives s'étalaient, la compa-

« raient à un paradis terrestre, fait d'une terre « vierge avec des parterres de fleurs vertueuses, des « prairies vertes d'espérance, des tours imprenables « de force, des maisons charmantes de confiance. Elle « était une fontaine que le Saint-Esprit avait scellée, un « sanctuaire où la très sainte Trinité se reposait ; le « temple de Dieu ; le monde de Dieu ; et lui se prome« nait dans ce jardin, à l'ombre du soleil, sous l'en« chantement des verdures ; lui habitait le bel intérieur « de Marie, s'y appuyant, s'y cachant, s'y perdant sans « réserve, buvant le lait d'amour infini qui tombait « goutte à goutte de ce sein virginal. » (E. Zola. *La Faute de l'abbé Mouret.*)

Ne croirait-on pas, en lisant cette magnifique description, se figurer un érotomane qui se complait dans la contemplation extatique des qualités de l'objet de son amour ? Ne voit-on pas aussi une analogie de plus entre l'érotomanie et le mysticisme? Dans l'un comme dans l'autre, même sentiment élevé, idéal, pur, psychique, sauf que dans le mysticisme il s'adresse à un être mystérieux, surnaturel, tandis que l'érotomane cherche en général l'objet de ses folles tendresses parmi ses semblables.

Si le prêtre est quelquefois porté à une telle exaltation érotomaniaque de ses idées religieuses, il peut par contre, être l'objet d'amoureuses poursuites. Il ne s'agit pas de l'amour à proprement parler où la femme voit en lui l'homme d'abord et l'aime comme elle aimerait un amant. On se rappelle le cas d'Augustine Pépé, rapporté par M. P. Garnier. Il s'agissait d'une passionnée vulgaire. Mais il est des cas sur lesquels M. Garnier attire, à ce propos, l'attention, où il s'agit d'érotamanie véritable, le trouble érotomaniaque étant dû en partie au caractère spécial dont les ministres du culte sont revêtus.

« Il est fréquent que le prêtre, dit M. P. Garnier, et il n'est pas nécessaire pour cela qu'il soit jeune et beau, soit en butte aux obsessions d'une déséquilibrée érotomane...

« ... Une femme, c'est parfois une jeune fille, se place à tout propos sur le passage du prêtre ; elle le suit comme son ombre. Assidue aux offices et aux sermons, elle assiège le confessionnal. Bientôt cela ne lui suffit plus ; elle cherche à s'introduire dans la vie intime du prêtre ; elle lui écrit lettres sur lettres. Le ton en est d'abord assez énigmatique et timide, et l'aveu est quelque peu voilé ! Mais tout à l'heure la passion s'exprimera dans toute sa netteté et son intensité.

« Et cependant aucun appétit charnel n'alimente cette passion qui reste pure et idéale... »

Mais ce n'est pas à dire qu'un tel amour, si platonique soit-il, si exclusivement psychique qu'il doive se maintenir, se résigne toujours à un rôle purement contemplatif. L'érotomane, amoureuse psychique, s'exaspère devant les obstacles qu'on lui oppose, l'indifférence qu'on lui témoigne et il n'est pas rare que cette exaspération se résolve en menaces et même que l'obsédée s'abandonne à des actes violents contre l'aimé *qui ne veut pas comprendre.*

L'amour psychique ne s'épuise pas d'ailleurs dans

cette crise de violence, car c'est là l'une des plus tenaces obsessions impulsives qui soient.

En somme la religion n'est point ici en cause ; et il ne serait pas même question d'elle si l'être aimé ne portait l'habit ecclésiastique. Pourquoi dès lors cet amour psychique s'adresse-t-il au prêtre ?

Dans quelques cas, l'analyse psychologique permet de discerner la raison de ce choix. L'Infirmerie spéciale de la Préfecture de Police a donné passagèrement asile à un certain nombre d'érotomanes que leur obsession impulsive avait entraînées à des manifestations plus ou moins graves. Chez quelques-unes, on arrive à noter un sentiment bizarre fait de cette attendrissante pitié qui est si souvent inspiratrice de l'amour... Le prêtre voué à une existence chaste a fait, par ce renoncement aux joies de l'amour partagé, le sacrifice le plus cruel. Il lui est interdit de connaître la douceur des caresses féminines. Il doit vivre solitaire, à tout jamais privé de ces délicatesses infinies dont est susceptible le cœur d'une compagne aimante et fidèle.

Cette situation ainsi envisagée a suscité un trouble. En état de réceptivité émotionnelle morbide, la dégénérée héréditaire, car c'est celle-là seulement qui peut tomber sous le joug de l'obsession érotomaniaque, n'en peut plus détacher sa pensée, après avoir été frappée, commotionnée en quelque sorte, par cette idée. Elle y pense sans cesse. Elle finit par se déclarer à elle-même qu'elle ne doit pas se désintéresser de cet exilé volontaire de l'amour. Cette affection féminine, elle se sent toute prête à la lui témoigner. Elle la lui donnera donc entière, absolue. Ce sentiment, pour être affranchi de toute sollicitation charnelle, n'en sera pas moins doux et fort.

Il y aura quelque chose de maternel dans cet amour dont toute sensualité sera bannie. Dès lors fidèle à son rôle, l'érotomane prodigue les protestations d'affection, fait bonne garde autour de l'être aimé, surveille ses pas et démarches, épie les personnes qui l'approchent, lui adresse des conseils et parfois aussi des admonestations sévères. Comme tout sentiment exclusif, cet amour devient rapidement tyrannique, enserrant le malheureux qui en est l'objet dans mille combinaisons étranges.

M. Garnier fait de plus remarquer que, comme chez tous les autres érotomanes abandonnés à eux-mêmes, l'attitude ne tarde pas à devenir agressive, et l'internement devient nécessaire.

Le médecin peut aussi susciter un trouble de ce genre dans ces âmes émotives. Dans ses rapports avec ses malades, il parle doucement, donne des conseils, cherche à panser les plaies de l'âme aussi bien que celles du corps.

Pour peu qu'il remarque ce vague de l'esprit voisin du découragement, il cherche par des mots consolants à faire renaître l'espoir, il est plein de prévenance et de bonté. Qu'il ne s'étonne pas si sa parole a plus de portée qu'il ne le voulait. Cette conversation tout amicale a jeté le trouble dans l'âme de la déséquilibrée. Elle voit plus qu'une consolation, elle voit l'appel d'un cœur qui sympathise avec le sien. Elle trouve bien vite une communauté d'idées et de sentiments. Elle se dit qu'elle doit répondre à cette affection profonde. Nous avons vu à l'Infirmerie spéciale, dans le service de M. Garnier, une femme qu'un de nos confrères, spécialiste parisien des plus connus, avait eu l'occasion de soigner pendant un certain temps. Les paroles bienveillantes du docteur l'avaient subjuguée, elle se prit à l'aimer. Comme il est marié, elle se contenta d'être sa *femme religieuse*, rôle parfaitement en rapport avec la nature de l'obsession érotomanique. Il est une classe de femmes dont l'un des risques de la profession est de provoquer l'éclosion de ces ardeurs psychiques. Nous voulons parler des artistes lyriques et dramatiques. Plusieurs des malades de nos observations ont poursuivi de leur violent amour des femmes de théâtre. Ce choix se comprend volontiers ; actrices, elles interprètent des rôles d'amoureuses, où les gestes, les paroles, l'expression de physionomie, en un mot tout ce qui contribue à donner à la fiction l'image de la réalité, sont empreints d'une passion toute vibrante ; cantatrices, on peut dire la même chose au point de vue de leurs chansons. Qu'en se tournant vers le public elles arrêtent leur regard à tout hasard sur l'un des spectateurs qu'elles ne remarquent pas pour cela, il n'en faut pas davantage pour que ce dernier, s'il appartient à la catégorie des déséquilibrés, ne soit frappé comme d'un coup de foudre par cette attention particulière et ne prenne pour un appel direct cet incident de pur hasard.

Il n'est pas toutefois absolument nécessaire que l'objet de cet étrange amour occupe ce rang spécial dans la société. Nous verrons que l'imagination de l'érotomane est assez féconde pour trouver à sa victime toutes les qualités. Mais c'est là une exception. Rempli d'une haute estime de soi-même l'érotomane ne veut avoir affaire qu'à un être incontestablement supérieur.

Telle est l'une des conditions qui créent l'obsession amoureuse chez le malade. Elle ne tarde pas à se manifester d'abord par ce fait que l'érotomane est convaincu d'être aimé. L'illusion vient de plus en plus affirmer cette conviction et prêter ainsi main-forte à l'obsession. Tout ce qui émanera de l'objet aimé sera interprété dans le sens des idées délirantes. C'est là la plus belle preuve du caractère obsédant de ces idées, et cette preuve n'a échappé à aucun observateur. L'érotomane, dit Ball, se croit aimé ; la moindre chose, les regards, les gestes, les paroles de l'objet aimé sont autant de preuves de l'amour qu'il témoigne au malade, les moindres indices, en sont avidement saisis. M. P. Garnier insiste également sur ce caractère. « Rien n'est singulier comme l'illusion grâce à laquelle l'érotomane se persuade que son amour est partagé. »

Voit-il dans un journal une petite correspondance en rapport avec ses façons de s'exprimer, nul doute, c'est l'objet aimé qui la lui adresse, prenant ce moyen discret de lui dévoiler son cœur. Lit-il un roman où le héros, personnage amoureux reçoit des protestations enflammées ; c'est lui que le romancier a désigné et représenté de cette façon, le romancier s'étant lui même mis en jeu dans la personne qui adresse ces protestations. Au théâtre, les élans, les gestes, l'expression de physionomie de l'actrice sont interprétés dans le même sens : « Cela était pour moi ; cela allait à moi ; je l'ai bien vu. »

Aussi, dans sa poursuite après l'objet aimé, l'érotomane souvent mal reçu ne se désole pas pour cela. Si la personne aimée fuit ou refuse de se montrer : « Elle a peur de se compromettre aux yeux du monde » ou bien : « Elle ne saurait maîtriser son trouble en ma présence ; mais elle m'aime ; je le sais ». Si allant plus loin la personne aimée se défend, proteste contre la poursuite amoureuse dont elle est l'objet : « Elle veut me mettre à l'épreuve ; peut-être n'est-elle pas absolument sûre de la sincérité de mes sentiments. » Et loin de se désillusionner, le malade s'illusionne davantage. Les obstacles placés sur sa route « doivent le rendre plus digne de l'objet de son amour. » Et il se résigne volontiers, jusqu'à ce que cependant il se dise que l'épreuve a duré assez et se révolte contre la personne aimée.

Même explication si celle-ci, exaspérée, s'adresse à l'autorité pour la prier de mettre une barrière entre elle et son persécuteur. « Elle veut rendre l'épreuve plus dure, mais c'est pour que le bonheur qui en résultera nous paraisse plus doux ». Du reste, l'épreuve n'est pas seulement pour lui ; si la personne aimée le tracasse ainsi, ce n'est pas par plaisir. Loin de là : elle se fait mal à elle-même, elle se rend malheureuse ; l'épreuve est tout aussi dure pour celle qui se prive ainsi volontairement de tendresses qu'elle comprend si bien ; elle est le bourreau de son propre cœur.

Aussi l'érotomane revient-il sans cesse à la charge, cent fois repoussé, il recommence cent fois ; c'est là une excellente preuve encore de la nature obsédante de son délire. Il ne saurait croire que la personne aimée soit insensible à tant d'affection. Il est aveuglé par ses qualités, il en découvre tous les jours de nouvelles. Mais il s'est, dit E. Laurent, aveuglé lui-même. Et cela par une tendance spéciale de son esprit que Stendhal a appelée la cristallisation en amour. « Aux mines de sel de Salzbourg, dit Stendhal, on jette dans les profondeurs abandonnées de la mine un rameau d'arbre effeuillé par l'hiver ; deux ou trois mois après on le retire couvert de cristallisations brillantes ; les plus petites branches, celles qui ne sont pas plus grosses que les pattes d'une mésange sont garnies d'une infinité de diamants mobiles et éblouissants, on ne peut plus reconnaître le rameau primitif. » Une cristallisation semblable se produit chez l'érotomane. Il se fait chez lui une opération qui tire de tout ce qui se présente la découverte que l'objet aimé a de nouvelles perfections. (Cristallisation en amour). Les poètes ont eu souvent recours à ce procédé : tout dans l'objet aimé leur paraît aimable, et il n'y a point de métaphore trop hardie pour peindre les charmes de leur maîtresse (E. Laurent).

Nous avons vu que non seulement l'érotomane contemple l'objet aimé à travers un prisme qui le change plus ou moins, et toujours avec avantage, mais qu'encore il donne aux faits une interprétation fausse qui lui fait tout ramener à son amour.

Là où un autre se sentirait éconduit ou même honteusement bafoué, lui, par une singulière erreur de jugement, trouve un encouragement à son amour. Le moindre incident, le moindre geste, la moindre parole, il interprète tout en sa faveur (E. Laurent).

Cet auteur cite le cas du célèbre physiologiste italien Fodera, qui à l'âge de 50 ans, brûle d'amour pour une jeune fille qui habite vis-à-vis de lui. Un jour, se trouvant dans la rue, il regarde avec extase la gracieuse enfant qui, pour se débarrasser de cet importun, lui jette un vase plein d'immondices. Fodera ne se le tint pas pour dit. Au contraire, il voit dans cet acte une preuve d'amour, et tout débordant de joie rentre chez lui. Dans la cour, il rencontre un poulet qu'il déclare ressembler extrêmement à la jeune fille aimée ; il l'achète aussitôt, le couvre de baisers et de caresses ; tout est permis à la précieuse bête : salir les livres, les meubles, les habits, se percher même sur le lit du maître. (E. Laurent.)

Nous donnons plus loin une autre observation de E. Laurent qui démontre de la même façon à quel point l'idée amoureuse est ancrée dans ces âmes déséquilibrées. M. E. Laurent a donc raison lorsqu'il appelle l'érotomanie, *l'amour obsession.*

« Comme l'astronome, dit-il, qui a découvert une nouvelle étoile et qui ne la quitte plus des yeux, l'érotomane suit sans cesse avec les yeux de l'esprit la chère et idéale image de l'objet quelquefois à peine entrevu. Cet amour devient le pivot autour duquel gravitent toutes ses idées, le mobile qui pousse et enchaîne toutes ses actions. »

CHAPITRE V

RÉACTIONS DES ÉROTOMANES SOUS L'INFLUENCE DE L'OBSESSION. MOBILES DE LEURS ACTES.

Nous venons de voir dans le précédent chapitre comment l'obsession s'installe dans le cerveau de l'érotomane et comment les illusions, si faciles chez lui, viennent l'alimenter. Il nous reste à dire comment il agit sous cette influence, quels sont les actes auxquels il peut être amené.

Car il faut le dire, l'érotomane ne se contente pas d'aimer dans l'ombre, discrètement. Il ne se contente pas d'admirer de loin l'objet de sa flamme, d'interpréter favorablement les illusions qui résultent de cette admiration outrée. Les auteurs, Ball en particulier, ont parfaitement démontré que l'érotomane ne sait pas toujours garder une attitude passive. Il devient actif. Les idées ambitieuses qui existent toujours dans l'érotomanie, et qui font entrevoir au malade que sa grandeur future dépend de la réalisation de son rêve amoureux, ne contribuent pas peu à le faire sortir de ses réserves.

Dès lors, tant que ce rêve caressé n'aura pas obtenu

pleine et entière satisfaction, tant que l'union demandée ne sera pas réalisée, l'érotomane sera dans cet état de souffrance morale qui caractérise l'obsession pathologique. Comprenant parfaitement qu'il ne peut sortir de cet état que par la réalisation de ses idées, il va tout mettre en œuvre pour arriver au but ; dès lors, quoi qu'il arrive, il faut l'atteindre. La volonté du malade devient impuissante à l'arrêter dans sa course folle après l'objet aimé.

Suivant la nature et l'importance des obstacles qui surgiront devant lui, nous aurons à distinguer deux degrés dans l'évolution de la maladie.

La plupart des auteurs ont admis deux degrés. Mais chez eux le premier degré représente l'érotomane timide et discret ; le deuxième degré représente, au contraire, l'érotomane actif ou agressif. Les deux degrés que nous mentionnons plus haut seront pour nous le dédoublement de ce stade actif, l'érotomane qui n'agit pas étant sans intérêt, pour le médecin légiste. Avant de les décrire, il faut distinguer plusieurs cas. Il est certainement des érotomanies qui sont agréés de l'objet de leur flamme. On comprend facilement que dans ce cas, la maladie ne présente pas la même physionomie, ni la même évolution que l'érotomanie contrariée. Ils peuvent cependant être soumis à l'examen du médecin légiste, lorsque l'objet de cet amour morbide agrée les protestations et les sentiments de l'érotomane, parce que, peu scrupuleux, il y trouve matière à exploitation. L'observation XIII extraite d'un rapport de M. P. Garnier, le montre suffisamment. On voit à quelles extravagances est amené l'érotomane lorsque l'être aimé est assez peu scrupuleux pour tirer de la situation un profit matériel. Quelle obéissance aveugle au tyran adoré ! On voit de plus dans cette observation à quel point le sens moral peut être dévié, s'il n'est pas complètement aboli. Pour satisfaire l'aimé, l'érotomane n'hésite pas à accomplir des actes que la loi réprime. Témoin les nombreux vols que relate cette observation. Il ne s'agit pas là d'une coexistence de deux obsessions, de kleptomannie associée à l'érotomanie, comme cela peut exister. Chez le malade de M. Garnier, le vol est calculé, réfléchi, accepté et accompli délibérément. La malade se cache pour voler, et dissimule le produit de ses vols, sachant bien qu'elle fait mal, quoique ne pouvant s'en empêcher. Ce n'est pas ce qui se passe chez le kleptomane, chez qui l'idée du vol est subite, et exige une réalisation immédiate. A première vue, on pouvait être tenté de rendre responsable l'auteur de ces vols, l'influence de l'obsession étant moins directe.

Mais nous nous occupons ici de ces cas les plus fréquents où l'être aimé ne répond pas aux protestations enflammées dont il est l'objet, où d'autre part l'entourage du malade, quand il s'aperçoit de ce qui existe, met entrave par des reproches, par des observations, par de simples remarques, aux agissements de celui-ci. En un mot nous voulons parler de l'érotomanie contrariée. Son évolution est classique ; l'érotomane devient un persécuteur. Mais ce persécuteur doit être considéré sous deux aspects différents, ce qui ressort précisément de ce que nous venons de dire. D'un côté, en effet, c'est le *persécuteur amoureux*. Le persécuteur amoureux n'est pas, comme on pourrait le croire, une variété d'érotomane, il s'agit là simplement d'un stade de l'évolution de la maladie.

D'un autre côté, nous trouvons un malade qui réagit violemment à cette idée que si son rêve ne se réalise pas, c'est qu'il est desservi auprès de la personne aimée. « L'érotomane, dit M. P. Garnier, a la conviction que les méchants se mettent en travers de cette réalisation. »

Les érotomanes que certains auteurs décrivent comme une variété de *persécutés persécuteurs* (Taguet, Cullerre, etc.), sont les malades arrivés à ce stade, qui coexiste avec celui de *persécuteur amoureux*. Ces deux stades correspondent à ce que les auteurs, Ball en particulier, appellent le deuxième degré de la maladie. L'érotomane dans ces stades, est sorti de son rôle passif. Il agit, mais on voit que les mobiles diffèrent, suivant que c'est le *persécuteur amoureux* qui s'acharne après l'objet aimé ou que c'est le *persécuté persécuteur* qui cherche à se venger. Lorsque l'on dit que l'érotomane présente, quand il ne peut réaliser son rêve, des idées de persécution, il ne s'agit pas du délire systématique de persécution décrit par Legrand du Saulle. Le persécuté persécuteur est un héréditaire. Ce n'est pas le persécuté ordinaire qui se renferme et se recueille dans un sombre silence, ne réagit que lorsqu'il croit se venger. C'est un persécuteur raisonnant qui poursuit et assiège. Cullerre a bien mis en relief les différences qui caractérisent ces deux états :

« S'il est une forme bien tranchée de l'aliénation

mentale, dit Cullerre, c'est le délire de persécution ; il naît en général chez des personnes d'une intelligence jusqu'alors normale. Du jour où les premiers symptômes font leur apparition, ils se développent, suivent une marche régulière, dans laquelle il est facile de reconnaître plusieurs étapes successives, que les malades parcourent d'une manière invariable, quoique plus ou moins rapide. Après une période d'inquiétude, de trouble et de défiance universelle, surviennent les hallucinations et les désordres de la sensibilité générale. Puis le délire de persécution se précise, prend un corps, une forme, et s'immobilise dans une formule déterminée. Des mois, des années s'écoulent. Alors la maladie reprenant son cours, la personnalité s'exalte, les idées de grandeur surviennent ; le malade devient mégalomane, jusqu'au jour où son intelligence affaiblie tombe dans la démence. Tout autre est le persécuté héréditaire. Les idées de grandeur sont préexistantes en ce sens que l'érotomane a une haute opinion de soi. Dès lors, *il ne comprend pas* que ce qu'il veut ou désire ardemment sous l'influence de ses idées obsédantes, soit contrarié. De plus, il n'éprouve ni hallucinations ni troubles de la sensibilité et n'évolue pas dans la démence. Il se maintient longtemps sur les frontières de la folie, ou peut les franchir brusquement.

« Mais ce qui donne à ce persécuté son cachet spécial, c'est qu'au rebours du persécuté ordinaire qui se renferme dans une attitude passive, dont il ne sort que rarement et à titre exceptionnel, le persécuté héréditaire, érotomane ou autre, met au service de ses prédispositions morbides une activité qui ne connait aucune entrave. Il devient le pire des persécuteurs. » (Cullerre. *Les frontières de la folie.*)

Donc, nous l'avons dit, au point de vue des actes accomplis par l'érotomane, nous pouvons considérer chez lui deux variétés de persécuteur : *Le persécuteur amoureux* et le *persécuté persécuteur.*

Dans le premier cas, ses poursuites visent seulement l'objet aimé. Elles se traduisent par la *correspondance caractéristique* ou par des *démarches* plus ou moins agressives qui peuvent aboutir à des *actes criminels.* M. Garnier ne dit rien de trop quand il affirme que cette poursuite obsédante fait de l'érotomane une personne gênante et dangereuse. Convaincu qu'il est aimé, et la mégalomanie aidant, l'érotomane cherche à se mettre en rapport avec la personne aimée. Rien que de naturel à ce que ses premières manifestations se fassent par correspondance. Il écrit lettres sur lettres. Cette correspondance doit être notée. On peut en faire un véritable symptôme de la maladie. Les érotomanes écrivent donc beaucoup. Les lettres affluent chez la personne aimée qui en est littéralement inondée. Ces lettres sont typiques. Elles sont toutes les mêmes. Toutes expriment la même passion portée à une intensité maximum. Tout ce que le malade peut trouver de papier est employé à dire et à redire ses tendresses. Petit format ordinaire, le plus souvent, à quatre pages bien remplies en long comme en large, elles peuvent avoir la dimension d'un véritable journal où la plume vibrante déverse les torrents d'affection d'une âme exaltée. Les noms les plus doux s'y rencontrent à l'infini. On retrouve dans ce volumineux courrier, tout l'état d'esprit de leur auteur. Illusions, projets, interprétations, reproches, tout y abonde, avec le ton qui convient à chaque état d'âme exprimé. Ce sont de véritables miroirs où l'on peut étudier le malade tout entier. Cette correspondance qui débute avec l'érotomanie, ne finit qu'avec elle, c'est-à-dire qu'elle ne finit pas. Les raisonnements sont le plus souvent très justes. Ils s'enchaînent logiquement. Il n'y a que le point de départ qui soit faux. Quelques-unes de ces lettres sont de véritables dissertations psychologiques. Certains malades ont recours à l'inspiration poétique et écrivent en vers. La rime est assez riche ; la cadence assez bien observée. Lettres et poésies rivalisent d'abondance et de richesse d'idées.

Dans ces lettres et poésies, l'érotomane célèbre toutes les qualités physiques et morales qu'il attribue à la personne aimée, en vertu de cette *cristallisation* amoureuse. Il célèbre aussi l'esthétique de l'objet de sa flamme, ses yeux, ses lèvres, sa physionomie. Il insiste sur ses qualités psychiques, sa bienveillance, sa bonté, sa grandeur, sa noblesse, tout son être enfin, imprégné d'une grâce qui charme, mais qui affole.

Tous les auteurs ont constaté et signalé cette facilité remarquable avec laquelle les malades déversent leurs idées sur le papier. Legrand du Saulle, Trélat, Ball, Garnier, etc..., insistent sur les écrits des érotomanes.

Dagonet aime à citer les passages suivants d'une lettre d'une malade qu'il a soignée :

« Une mégalomane érotique que nous avons eu l'occasion d'observer, écrit-il, mère de famille, et âgée de plus de 50 ans, remettait à chaque instant à l'interne chargé du service des lettres dans lesquelles elle lui exprimait les sentiments les plus tendres. Nous extrayons de ces lettres les passages suivants :

« O amour ! quel est ton charme ! Tu donnes de la « vie, du sentiment à un être froid comme le marbre. « Je crois sentir encore un cœur vibrer en moi ! mais ce « cœur, sec et froid, fait, hélas ! de vains efforts. Comme « une nouvelle Héloïse, j'étreins une ombre, je la com- « bats après, je la quitte pour la ressaisir de nouveau, « mais sans en obtenir plus de bonheur...

« Qui ne comprend pas le bonheur d'aimer et d'être « aimé est pour moi un être incompréhensible, car « l'amour élève, agrandit l'âme ; l'amour répand un « charme sur tout ce qui nous environne, et par ce « charme on voit les choses les plus abjectes de la na- « ture sous une autre forme, une autre couleur, on est « porté à aimer tout ce qui vous environne. Si l'amour « était complet, comme il devrait l'être, quel être pour- « rait se trouver malheureux, *dût-on même ne jamais « posséder* l'objet de nos désirs...

« Que d'embarras, que de futilités dont on pourrait « se dégager et auxquels on attache malheureusement « une trop haute importance...

« Pourquoi ne te dirais-je pas tout ce que tu me fais « éprouver ? Ne suis-je pas environnée de dangers de « toutes parts et à toute heure du jour ? Je sais que la « damnation m'est inévitable. Malédiction ! Et tout me « porte vers toi ! J'ai commencé à rentrer dans ton

« temple par vanité ; maintenant c'est l'amour qui m'y « entraîne. Je te mange des yeux. A la vérité tu es un « morceau friand ; tu as encore une candeur dans ta « physionomie...

« ... A cette candeur, tu joins une gravité qui te sied « à merveille. Tu as réellement, je crois, la fierté ro- « maine sans en avoir l'ambition. Serais-tu un être ac- « compli ? cet être que je cherche depuis que j'ai com- « pris ce que c'était qu'un cœur ! Et maintenant que je « n'en ai plus, que je suis un être inanimé, je fais ta « connaissance, et je te tiens un langage ! ! ! Damnation ! « Damnation ! Ton ascendant, ta science, ont tant de « force que je me plie sous ton pouvoir. Je te parle comme « te parlerait une créature mortelle ; c'est toi que je re- « connais et prends pour Dieu. Mais si je me trompais « sur ton compte ! Oh ! alors je n'aurai plus la force de « nourrir un amour qui doit m'amener à une damna- « tion certaine. »

Pour éviter des redites, nous ne reproduisons pas ici les écrits du malade de notre observation XVII. Qu'on veuille bien les relire. C'est un des plus beaux exemples de cette correspondance amoureuse.

Cette facilité de l'érotomane à épancher tout son cœur dans de longues épîtres est merveilleuse. En se mettant à sa portée, on peut obtenir de lui des lettres nombreuses et caractéristiques. Qu'on se fasse passer à ses yeux, par exemple, comme intermédiaire entre lui et la personne aimée, l'érotomane, très crédule, surtout quand on abonde dans son sens, vous remet aussitôt qu'il le peut une longue lettre à l'adresse de celle-ci, lettre que l'on peut lire et étudier à loisir.

M. le docteur P. Garnier s'inspire de ce fait lorsqu'il prie les malades qui sont amenés devant lui, de rédiger l'histoire de leur vie. Il remplit ainsi le double but de simplifier d'abord un interrogatoire souvent très long, où le malade reste toujours quelque peu timide, et de posséder un spécimen de leurs écrits. Natures très expansives, surtout quand ils sont seuls, les érotomanes préfèrent de beaucoup écrire. Ils se sentent moins gênés que quand on leur demande de raconter verbalement ; aussi rédigent-ils de longs mémoires, où ils donnent force détails, émettent des opinions surprenantes, le tout pivotant autour de l'idée délirante fixe et obsédante. On saisit ainsi le malade sur le vif. Nous avons eu l'occasion de parcourir de ces longs mémoires, résumé du reste de leur correspondance.

Cette dernière présente un autre côté intéressant. Elle suit l'évolution de la maladie, étape par étape, pour ainsi dire. Les premières lettres expriment la passion pure ; comme la personne aimée ne répond pas, les lettres deviennent plus sévères ; elles exigent ce qu'elles avaient d'abord imploré ; finalement les tendresses font place aux reproches, puis aux menaces. On voit ainsi l'intérêt symptomatologique que présente, chez les érotomanes, l'étude de leur correspondance.

Il arrive ce qu'il était facile de prévoir : le destinataire de ce courrier volumineux commence par n'en tenir aucun compte et naturellement ne répond pas. L'érotomane en est étonné ; il peut même éprouver une certaine déception, mais selon sa façon d'interpréter les faits, il sait expliquer cette conduite de façon à y trouver une nouvelle preuve de l'amour qu'on lui témoigne ; il ne s'en inquiète pas ; il écrit toujours. Cependant, agacé, perdant patience, et voulant une réponse, il se dit qu'écrire n'est pas assez, il faut voir ; il faut rencontrer. Il donne des rendez-vous et y court ; il y vient toujours seul, il ne se désole pas pour cela ; heureux si parfois il a l'illusion que la personne aimée vient à ce rendez-vous, mais se cache de lui par prudence, comme cela a lieu chez le malade de notre observation XVII. En dehors des endroits fixés par lui-même, l'érotomane erre aux environs de la demeure de l'être aimé. Si celui-ci sort, il va hardiment au-devant de lui ; il sait où il va et il s'y rend ; il sait où il doit passer à telle heure et il se trouve comme par hasard au même endroit; il l'épie; le suit partout, passe et repasse sous ses fenêtres, jette des cailloux dans les vitres pour attirer l'attention de cette personne. Si celle-ci passe en fiacre dans la rue, il court derrière la voiture. Il s'informe de tous ses déplacements et si par hasard il apprend qu'elle va faire un voyage, il a vite appris la localité où elle se rend et l'y précède.

Quelques-uns de ces malades n'écrivent jamais et manifestent surtout leurs sentiments par ce genre de poursuites. Ball cite un fait de ce genre. « Une dame, occupant un rang très élevé, fut longtemps poursuivie par un jeune avocat. Celui-ci la suivait partout, mais se tenait toujours à une distance respectueuse.

Malgré des fuites brusques pour l'éviter, elle se retrouvait quand même en présence de son persécuteur. »

Le malade de notre observation XV est de ce genre également; jamais il n'adressait la parole à Mlle X..., jamais il ne lui a écrit; mais il s'arrangeait toujours pour être sur son chemin et attirait sur lui l'attention de la jeune personne par des saluts profonds et obséquieux.

On conçoit combien ces démarches intempestives rendent l'individu qui en est l'auteur insupportable et ridicule. Et cependant, il faut bien le dire, cette course folle après la personne aimée, cette poursuite de tous les instants, n'a pas pour mobile l'idée de cohabitation. Lorsqu'on interroge les érotomanes sur le pourquoi de leur conduite, et qu'on vient à leur demander s'ils sont poussés un peu par l'idée d'avoir avec la personne aimée des relations intimes, matérielles, des rapports sexuels en un mot, il n'est pas rare de voir une atroce grimace sur leur physionomie, traduisant une répugnance profonde pour ces choses, en même temps qu'ils manifestent une grande indignation qu'on pût penser cela d'eux.

Aussi le mariage chez les érotomanes, n'est pas recherché en vue de ce genre de relations. Si l'érotomane cherche à se marier, c'est pour tout autre motif, c'est surtout parce qu'il considère la personne aimée comme la condition indispensable de sa grandeur future que leur union doit réaliser.

Est-ce à dire pour cela que l'érotomane n'a jamais de relations sexuelles? Si, quand il est marié. Il est peu probable, en effet, que l'époux dont la femme, que la femme dont le mari est érotomane, se contente de démonstrations psychiques, si intenses soient-elles. Mais dans ce cas, nul doute que l'érotomane ne subisse les rapprochements sexuels que parce que, pour prouver son amour, il consent à ne pas tenir compte de répugnances qu'il disait insurmontables. Il le fait par condescendance, non par plaisir ; par abnégation, non par volupté. Car l'essence même de l'érotomanie étant une frigidité absolue au point de vue charnel, ce qui contraste étrangement avec la chaleur du sentiment, le malade n'éprouve absolument rien et demeure nature morte pendant toute la durée du coït. Il s'agit surtout ici de l'érotomane femme et on peut à ce sujet consulter les observations que Sérieux a consignées dans sa thèse (Sérieux, *Thèse* de Paris, 1888).

Cependant la personne aimée ne tarde pas à trouver obsédantes les poursuites de son amoureux persécuteur. Elle fait tout ce qu'elle peut pour se débarrasser d'un importun aussi tenace. Elle avertit la famille du malade de ce qui se passe, demandant qu'on le surveille ; ou bien même elle s'adresse à l'autorité.

« Il est fréquent, dit M. P. Garnier, que les victimes des incessantes poursuites des érotomanes soient contraintes de demander protection à l'autorité contre les manifestations d'un amour débordant, tour à tour humble, suppliant et menaçant. La situation du médecin que l'administration consulte est souvent fort délicate, car l'érotomane auquel vient d'arriver cette aventure proteste de ses bonnes intentions, s'efforce de prouver qu'on a pris peur bien à tort, que ses intentions sont excellentes et que d'ailleurs tout est fini et bien fini. Eh bien, il faut que le médecin sache que de telles promesses, pour sincères qu'elles soient au moment où elles sont faites, seront rapidement violées par le retour énergique de l'obsession qui ne désarme pas ainsi. L'érotomane est lucide, *mais il n'est pas libre*. Il continuera à aller, l'expérience le prouve, où le pousse son élan amoureux, irrésistible. Le plus souvent, il est de toute nécessité de procéder à l'internement. C'est que l'érotomane est surtout tenace, parce qu'il est convaincu que l'être adoré qu'il poursuit est au fond dans des sentiments adéquats aux siens, et il continue de marcher dans son rêve étoilé, persuadé que tout s'aplanira à la fin, que les malentendus se dissiperont, etc... »

Les choses cependant ne se passent pas toujours aussi bien que semblent l'indiquer les lignes qui précèdent. Si l'érotomane se résigne parfois, parce qu'il a l'espoir de réussir quand même, ou parce qu'il accepte une épreuve qui doit le grandir, il est des moments où il se révolte. Convaincu que ses sentiments sont partagés, étant donné aussi cette haute opinion de soi-même, l'érotomane se dit que ce qu'il a décidé, lui, doit s'accomplir coûte que coûte. Dès lors, il ne comprend pas, il ne veut pas admettre que quelque chose lui résiste ; et il s'insurge contre quiconque ne dit pas comme lui. C'est à partir de ce moment qu'il devient le *persécuté persécuteur* dont nous avons déjà parlé.

Il ne tarde pas à se mettre dans l'idée que la personne aimée se plaît à le faire souffrir inutilement et il s'exaspère contre elle. Ou bien il s'imagine que des personnes inconnues ou connues lui veulent du mal et le desservent auprès de l'aimée. il profère des menaces contre ces personnes, qui sont tantôt des ennemis imaginaires, tantôt qu'il croit être les personnes de son entourage, ses parents, ses amis, etc. Si sur la demande de sa victime il vient à être arrêté, il se croit victime d'un complot imaginé par celle-ci, complot dans lequel il englobe tous ceux qu'il croit lui vouloir du mal. Sa famille, les gens de la police, le médecin qui l'examine et conclut à son internement sont tous complices ; il voue à tous ces *malveillants* une haine implacable. Quand il sortira de l'asile, qu'on aura reconnu la *monstrueuse machination* dont il est victime, il se vengera en amenant tout le monde devant les tribunaux, ou en se portant sur eux à des actes de violence. Aussi, la plupart du temps l'érotomane proteste avec la dernière énergie contre ce qu'il appelle une *séquestration illégale*.

Heureux cependant lorsqu'on a pu s'en assurer à temps et le mettre ainsi dans l'impossibilité de nuire davantage.

Car abandonné à lui-même au sein de la société, l'érotomane persécuté en arrive fatalement à des violences, à des attentats à la personne, au crime en un mot. D'après ce que nous venons de dire, on conçoit que ces violences ne sont pas toujours portées contre telle ou telle personne déterminée, l'être aimé par exemple ; mais qu'elles peuvent atteindre n'importe qui.

Tantôt en effet, voyant son rêve contrarié ne pas aboutir, n'espérant pas voir se lever de sitôt l'aurore de son bonheur, l'érotomane se désole, tombe dans un désespoir profond qui le conduit au *suicide*. C'est là certainement le cas le plus fréquent de la terminaison du délire ; cependant ces cas sont passés sous silence, parce que la mort du malade dans ces conditions fait que son histoire et son observation échappent totalement au clinicien comme au médecin légiste. Combien de suicides dont on ne se soucie pas autrement et qui, si on voulait bien en analyser toutes les causes, mettraient sur la voie d'une érotomanie méconnue !

Tous les auteurs cependant rappellent ces cas. Esquirol en fait mention ; il rappelle à ce sujet la triste fin de Sapho qui n'ayant pu fléchir les rigueurs de Phaon, se précipita du haut du rocher de Leucade, devenu si célèbre depuis.

Tantôt, au contraire, l'érotomane porte ses violences sur l'objet aimé, et souvent, dans ce cas, il se suicide après. Le double suicide par amour mutuel, ou devrait dire par érotomanie mutuelle, car on constate parfaitement qu'il n'y a jamais eu entre les amants l'idée de rapports sexuels, est aussi très fréquent. Legrand du Saulle insiste sur ces cas. Enfin l'érotomane peut être poussé à l'homicide sans suicide consécutif. Dans ce cas, ses violences se portent soit sur la personne aimée, résultat de l'exaspération qui le fâche contre elle, ou d'un accès de jalousie, soit, et le plus souvent, sur les personnes, qui, dans son idée, lui veulent du mal, le desservent auprès de l'être aimé, rendent impossible la réalisation de son bonheur. Ici l'érotomane croit se venger et agit sous l'influence d'idées de persécution.

Ainsi, d'une façon ou d'une autre, l'érotomane abandonné à lui-même est un être embarqué sur le chemin du crime ; cet aboutissant médico-légal est fatal, et nous ne faisons ici qu'affirmer une opinion que M. Garnier a émise et prouvée dans plus d'une circonstance.

Pour nous résumer, l'érotomane actif, agissant, présente une évolution progressive. D'abord timide et discret, il s'enhardit ; il écrit ; puis il en vient à des démarches ostensibles d'abord soumises, plus tard agressives. Finalement il devient criminel et les actes alors accomplis reconnaissent pour mobiles les trois suivants :

1° *Désespoir.* — Considérant qu'il ne pourra jamais être uni à l'objet de son amour, l'érotomane se désespère et attente à sa propre vie (suicide), ou faute de mieux cherche à s'unir à lui dans la mort (double suicide ou homicide suivi de suicide).

2° *Exaspération amoureuse.* — L'érotomane se fâche contre la personne aimée, et la tue (homicide), ou bien devient jaloux et porte ses violences sur telle personne qu'il croit être le rival préféré et qu'il tue, soit seul, soit avec la personne aimée (homicide).

3° *Idées de persécution.* — Le malade porte ses violences contre telle ou telle personne qu'il suppose mettre obstacle à la réalisation de ses projets amoureux.

On pourrait également ranger le double suicide signalé plus haut sous le mobile des idées de persécution, car si dans ce cas l'amour est mutuel, il ne s'agit pas d'érotomanie contrariée par la personne aimée ; la contrariété est ici mise en jeu par la famille, l'entourage des deux amants, ou de l'un d'eux, et tous deux se croient *persé-*

cutés au point qu'ils ne voient leur union possible que dans la mort.

Nous savons aussi qu'en dehors des actes criminels, l'érotomanie éteint suffisamment le sens moral pour conduire à d'autres actes répréhensibles judiciairement, comme par exemple les vols (voir à ce sujet l'observation XIII), dont s'est rendue coupable la malade de M. P. Garnier, vols qui avaient pour but de satisfaire les exigences d'un être aimé peu scrupuleux.

CHAPITRE VI

ÉVOLUTION GÉNÉRALE ET TERMINAISON DE L'ÉROTOMANIE

L'érotomanie a habituellement la marche que nous venons de lui décrire, c'est-à-dire une évolution chronique, lente et progressive, se faisant le plus souvent par soubresauts. Dans toute cette évolution les faits et gestes de l'érotomane sont le résultat de déductions logiques, tirées d'un raisonnement absolument juste. Il y a à s'y méprendre, nous l'avons déjà dit. L'érotomane raisonne parfaitement bien, sait ce qu'il fait, le comprend et l'explique. Il semble donc qu'il n'y ait aucune différence entre sa façon de se conduire, et celle d'un homme en pleine possession de ses facultés. Il y en a une cependant. C'est le point de départ de cet enchaînement d'idées. Chez l'érotomane ce point de départ est faux ; c'est l'idée délirante qui traduit la forme de la lésion de l'intellect.

Ce point de départ est non seulement faux ; il est de plus étayé par des illusions qui amènent la maladie à son apogée. Le Moi succombe sans résistance devant les créations de la maladie.

L'évolution générale peut être divisée en plusieurs périodes. Il y a un stade de début. C'est celui des pressentiments et des suppositions. Les impressions provenant de la sphère intellectuelle du malade et de son individualité se joignent aux perceptions en elles-mêmes justes qu'il recueille du monde extérieur. Derrière ces phénomènes, il aperçoit un sens, quelque chose qui ne leur appartient pas. Il y trouve des rapports avec ses idées, considère ces rapports comme des faits acquis et agit en conformité avec eux. Nous arrivons alors au stade d'état, caractérisé, lui, par l'implantation et la mise en jeu de l'idée délirante proprement dite. Ce stade, nous l'avons vu, est progressif. L'érotomane interprète tout ce qui entre dans le champ de sa conscience dans le sens de cette idée, que cela lui soit favorable ou hostile ; il devient le persécuteur amoureux puis le persécuté persécuteur. A ce stade, peuvent, selon certains auteurs (Trélat, Krafft-Ebing, Dagonet, etc.), se produire de véritables hallucinations auditives ou visuelles. On ne saurait certes nier leur existence. Mais doit-on les rapporter directement à l'érotomanie ? Nous ne le croyons pas. Elles sont plutôt en rapport avec les idées de persécution qui existent toujours à un moment donné, ou avec les idées de grandeur qui sont toujours au début du délire. On voit que les érotomanes passent assez facilement d'une alternative à l'autre au point de vue de leur propre personnalité ; cette personnalité est tantôt avantagée (mégalomanie), tantôt dépréciée (persécution).

Comme phénomènes réactifs secondaires, il se produit des émotions violentes, des angoisses, des explosions de désespoir ou au contraire d'enthousiasme. Certains malades ont de véritables crises de fureur qui se continuent même à l'asile, et qui nécessitent leur isolement d'avec les autres malades.

La marche chronique de la maladie se fait souvent, ainsi que nous l'avons dit, par soubresauts. Ces crises d'émotions vont souvent de pair avec des symptômes nettement somatiques : État d'excitation et de fluxion cérébrales, avec insomnie, salivation, ou avec des symptômes psychiques, absorption, rêverie, extase, état d'agitation, verbigération, etc... On peut rappeler à ce propos le tableau qu'Esquirol a tracé des érotomanes. « Dans l'érotomanie, écrit-il, les yeux sont vifs, passionnés, les propos tendres, les actions expansives, mais les érotomanes ne sortent jamais des bornes de la décence. Ils s'oublient en quelque sorte eux-mêmes ; ils vouent à l'objet de leur amour un culte pur, souvent secret, se rendent ses esclaves, exécutent ses ordres avec une fidélité souvent puérile, obéissent aux caprices qu'ils lui prêtent. Ils sont en extase, en contemplation devant ses perfections souvent imaginaires.

« Désespérés par l'absence, le regard de ces malades est abattu, leur teint devient pâle, leurs traits s'altèrent, le sommeil et l'appétit se perdent. Ces malades sont inquiets, rêveurs, désespérés, agités, irritables, colères, etc. Le retour de l'objet aimé les rend ivres de joie, le bonheur dont ils jouissent éclate dans toute leur personne et se répand sur tout ce qui les entoure. Leur activité musculaire augmentée a quelque chose de convulsif » (Esquirol.).

Dans ces états où l'activité de la sphère inconsciente prédomine, de nouvelles séries d'idées délirantes se forment, qui ne sont que la continuation de la première.

Enfin, après plusieurs poussées successives, au bout d'un certain nombre d'années, et sous l'influence de l'isolement à l'asile, car nous savons que laissés dans la société les érotomanes deviennent fatalement criminels, la maladie se termine par un état de faiblesse psychique générale, qui se manifeste plutôt par une indifférence de cœur que par des défauts intellectuels.

Ces persécutés spéciaux restent jusqu'à la fin de leur vie à l'asile, où ils sont souvent très appréciés au point de vue des services qu'ils rendent.

L'asile devient même quelquefois pour eux une seconde patrie. Ils sont d'autant plus capables de faire leur ouvrage que leurs illusions deviennent de plus en plus rares ou qu'elles perdent leur pouvoir de produire des émotions.

Esquirol déclare que l'érotomanie aboutit à la démence généralisée. Les auteurs qui l'ont suivi (P. Moreau de Tours, Ball, etc...) sont de cet avis.

« L'évolution de la folie, dit Ball, est progressive chez l'érotomane ; le pronostic est grave ; elle aboutit à la démence comme la folie religieuse. »

Pour Krafft-Ebing, et pour quelques auteurs français (Cullerre, etc.), l'érotomanie, comme les autres paranoïas, ou comme les folies dites raisonnantes, n'aboutit pas directement à la démence.

Elle n'y aboutirait même jamais s'il n'intervenait pas une autre cause. Lorsque la démence s'observe, dit

Krafft-Ebing, elle ne peut être que l'expression d'une sénilité précoce, d'excès alcooliques ou masturbatoires, ou bien elle est le dénouement d'une psychose de complication.

L'érotomanie existe seule en général, mais elle peut coexister avec d'autres obsessions, ainsi que Ball l'a démontré. On conçoit fort bien que sur un fond qui leur est commun, la dégénérescence mentale, des idées délirantes de nature diverse puissent s'associer.

Elle s'associe le plus souvent au mysticisme, ce qui n'a rien d'étonnant si l'on se rappelle que le mysticisme n'est qu'une érotomanie à objet surnaturel. Enfin la nymphomanie peut quelquefois s'associer à l'érotomanie. Trélat en cite un curieux exemple (*Folie lucide*). P. Moreau de Tours dit que ce cas se présente de préférence chez les femmes, et souvent d'une façon transitoire, aux époques menstruelles. Elle éclate dans ce cas sous forme de crises véritables qui donnent à l'érotomanie un cachet spécial. Legrand du Saulle cite aussi un cas de Bayard où l'érotomanie se compliqua de nymphomanie (Legrand du Saulle, *La folie devant les tribunaux*.)

Cependant, et quelques auteurs, Esquirol en particulier, l'ont écrit, l'érotomanie ne présente pas toujours la marche lente et chronique que nous venons de signaler. Elle est d'autant plus violente qu'elle est plus concentrée. « Elle se masque sous des dehors trompeurs, dit Esquirol, et alors elle est plus funeste encore. Les malades ne déraisonnent pas, mais ils sont tristes ; ils maigrissent rapidement ; ils tombent dans la fièvre que Lorry appelle la *fièvre érotique.* »

Cette fièvre a une marche plus ou moins aiguë, une terminaison plus ou moins fâcheuse. Cet état peut être facilement confondu avec la chlorose. Mais on évitera la méprise. Si après avoir pris tous les éclaircissements possibles sur les antécédents le médecin est attentif, il observera que la face des malades prend un ton animé et se colore, que le pouls devient fréquent, plus fort, convulsif, à la vue de l'objet aimé ou entendant seulement prononcer son nom ou parler de lui. Voici comment les choses se passent, selon Esquirol. Une jeune personne sans maladie physique apparente, sans cause connue, devient triste, rêveuse, la face prend une teinte pâle, les yeux se cavent, les larmes involontaires coulent. La malade éprouve des lassitudes spontanées, gémit, pousse des soupirs, rien ne la distrait, rien ne l'occupe, tout l'ennuie ; elle évite ses parents, ses amis, ne parle point, ne répond à personne, elle mange peu et par caprice, ne dort point ; si elle dort, son sommeil est troublé, elle maigrit ; ses parents croient par le mariage la retirer de cet état qui les inquiète ; elle accepte d'abord avec indifférence les divers partis qu'on lui propose, puis les refuse avec obstination ; le mal va croissant ; la fièvre se déclare ; le pouls est irrégulier, déréglé, quelquefois lent ; on observe des mouvements convulsifs ; quelques idées disparates ; puis la jeune personne tombe dans le marasme et meurt. (Esquirol.)

Ainsi Jonadab reconnut à la langueur d'Ammon, second fils de David, qu'il était amoureux de sa sœur

Thamar. Hippocrate dit que Perdiccas, fils d'Amyntas, roi de Macédoine, est mort d'amour pour *Phyla*, la concubine de son père. Erasistrate reconnut de même qu'Antiochus Soter était amoureux de Stratonice, sa belle-mère. Galien cite le cas de Justine, amoureuse de l'histrion Pilade. Ferrand déclare avoir reconnu qu'un jeune homme mourait d'amour à la coloration de la face, à l'accélération du pouls qu'il présentait à la vue d'une jeune fille portant un flambeau dans la chambre du malade (1).

Cette érotomanie en quelque sorte aiguë peut même être suraiguë et aboutir à la mort en quelques jours.

En voici un exemple rapporté aussi par Esquirol.

« Une demoiselle de Lyon devint amoureuse d'un de ses parents à qui elle était promise en mariage. Les circonstances s'opposèrent à l'accomplissement des promesses données aux deux amants.

« Le père exigea l'éloignement du jeune homme. A peine est-il parti que cette demoiselle tombe dans une profonde tristesse, ne parle point, reste couchée et refuse toute nourriture ; les sécrétions se suppriment. Elle repousse tous les conseils, toutes les prières, toutes les consolations de ses parents, de ses amis.

« Après cinq jours vainement employés à vaincre sa résolution, on se décide à rappeler son amant. Il n'était plus temps ; elle succombe et meurt dans ses bras le sixième jour. »

(1) Ferrand. *Maladie d'amour ou mélancolie érotique.*

CHAPITRE VII

RESPONSABILITÉ DES ÉROTOMANES. — CONDUITE A TENIR VIS-A-VIS D'EUX.

Ayant abordé l'étude de l'érotomanie au point de vue médico-légal, ce qui nous intéresse ici, ce ne sont pas ces cas qui relèvent seulement de la clinique, et ne sont que des curiosités pathologiques ; ce sont les cas que nous avons signalés précédemment, où l'autorité, la loi est susceptible d'intervenir.

« Tant que l'érotomanie, dit en effet Legrand du Saulle, n'entraîne que des larmes, de l'attendrissement, des extravagances ou du désespoir, la maladie reste silencieusement enfouie dans l'intérieur des familles. Mais lorsque des actes graves sont commis, ils viennent nécessairement retentir devant les tribunaux. »

D'après Legrand du Saulle c'est l'homicide suivi de suicide qui est le cas le plus fréquent. Mais il ajoute que le double suicide par asphyxie dans la même chambre, sur le même lit, est également très fréquent. Quelques lignes à l'adresse d'un ami ou de l'autorité tentent la justification de cette mort volontaire, et en assignent l'unique cause au mauvais vouloir des deux familles ou seulement de l'une d'elles.

Dans deux cas parfaitement authentiques, ajoute l'éminent médecin légiste, les deux jeunes gens étaient tout habillés, la main dans la main et les investigations médico-légales ont démontré que la jeune fille avait été chastement respectée.

Mais lorsque l'amour n'est point partagé, on voit l'un des amants s'armer résolument et attenter violemment à la vie de l'autre. C'est là un acte de profond désespoir, et qui n'est digne d'égards qu'autant qu'il est bien avéré que le meurtrier n'a point cédé à des sentiments d'inique jalousie, qu'il n'a pas été poussé à l'homicide par une implacable haine, ou qu'il n'a pas satisfait une horrible vengeance (1). D'autres cas se présentent encore lorsque la passion n'est pas réciproque ; ou bien l'un des amants altère les traits de l'autre, le défigure, le prive de ses charmes ou le mutile, ou bien il assassine un rival préféré. Il y a là des cas analogues à ceux que P. Moreau de Tours a si bien décrits dans sa « *folie jalouse* ». C'est dans ces cas où l'homicide n'est pas suivi du suicide du meurtrier que l'expert est appelé à intervenir. Ces faits ne méritent compassion et indulgence, dit Legrand du Saulle, qu'autant qu'ils sont la conséquence d'un état maladif de l'intelligence, que la monomanie peut être clairement démontrée. Dans ces cas l'expert est donc appelé à se prononcer.

Il intervient aussi dans ces cas qui ne sont pas des

(1) Legrand du Saulle.

attentats à la personne, puisque nous savons que *le vol par amour* peut exister.

Si nombre de cas d'érotomanie échappent à l'observation par suite de la mort des deux amants, il en est d'autres où l'érotomanie reste aussi ignorée parce qu'elle n'a pas donné lieu à des cas de ce genre.

D'autre part l'érotomanie peut déterminer des manifestations diverses. Si l'érotomane est une personne mariée, (car nous savons que l'érotomanie peut exister en dehors du mariage et qu'elle peut débuter après lui), et s'il adresse ses protestations enflammées à une tierce personne, on prévoit ce qui peut se passer dans un tel ménage. L'autre conjoint pouvant ignorer parfaitement l'état mental du malade, s'irrite, menace, frappe même ou bien il intente une action en divorce, alors qu'il serait tout simplement nécessaire de soumettre le malade à l'isolement et de le soigner.

Il y a donc là des cas divers où un expert aliéniste ne serait pas de trop.

De même, quand on voit à quel degré l'érotomane pousse le désintéressement pour combler de cadeaux l'objet de son amour, puisqu'il ne craint pas de se dépouiller de sa propre fortune, de piller sa famille, de la rançonner, de voler au besoin, on prévoit qu'il est des cas où, sous l'influence de son idée délirante, l'érotomane peut déshériter tous les siens et faire un testament en faveur de la personne aimée.

Que de femmes, sous les apparences d'idées religieuses, de dévotion, de bonne œuvre, ont ainsi abandonné, à l'étonnement de tous, leur entière fortune à certains prêtres.

Aussi, afin de dire comment et pourquoi l'expert peut et doit intervenir, et quelle conduite il a à suivre dans ses investigations et ses conclusions, est-il important de discuter la question de savoir si l'érotomane est responsable ou non de ses actes.

Nous n'en sommes pas à nous poser la question générale : « Un aliéné est-il responsable ? » Ainsi posée, elle est facile à trancher.

Un aliéné, en effet, n'est pas un homme qui se trompe, c'est un malade en proie à un état pathologique tel que la société ou la famille doit s'interposer, se substituer à sa volonté et que l'une ou l'autre doit le conduire, le défendre, le surveiller ou le soigner.

Lorsque la loi proclame la liberté humaine, l'aliéné dont les actes sont subordonnés à sa maladie, et qui n'est, par conséquent, pas libre, se trouve dans une position exceptionnelle. La loi n'est applicable, comme conséquence, qu'avec la liberté individuelle comme principe. La loi, cette morale écrite de la société, ne peut atteindre que l'homme libre qui jouit de sa raison au moment où il commet un acte qu'il sait être contraire au bien. (Legrand du Saulle.)

Le libre arbitre, en effet, ajoute ailleurs cet excellent auteur, ne réside pas d'une manière absolument exclusive dans le pouvoir de commettre un acte qu'on a voulu. En aliénation mentale, il est inexact de dire que l'homme libre est celui qui a une volonté et qui peut la manifester. Beaucoup d'aliénés manifestent leur volonté, et cependant, au point de vue de la responsabilité morale, ils ne sont pas libres. Ils obéissent fatalement, par le seul fait de leur maladie, à une force supérieure à leur volonté...

C'est que la volonté n'est pas une faculté indépendante, susceptible d'agir librement dans tous les cas où elle n'est pas lésée. Son action est subordonnée au fonctionnement régulier des autres facultés. Aussi, quand on demande à l'expert de dire si l'acte commis par un prévenu qu'on suppose être aliéné a été *volontaire*, il est dangereux de répondre affirmativement ; car si la responsabilité est la conséquence de la manifestation de la volonté, l'aliéné sera reconnu coupable et condamné. (Legrand du Saulle.)

La question se pose différemment, quand, au lieu d'envisager l'aliénation mentale en général, on descend dans l'analyse des mille formes qu'elle revêt, de ses degrés multiples, quand on se met en présence non d'une abstraction mais d'une réalité vivante. Il en est tout différemment surtout quand on se trouve en face de cette catégorie qu'Esquirol a appelée les monomanes. Chez ces derniers le délire est bien organisé, bien systématisé ; ils peuvent devenir dangereux. Car il faut bien le dire, toutes les formes de monomanies intellectuelles peuvent conduire à des attentats contre la personne. Dans tous ces cas le meurtre est prémédité, il est parfaitement raisonné ; aux yeux du malade il est légitimé par une série de déductions logiques partant de l'idée délirante primitive.

Delasiauve se trouva un jour pendant une heure à

table dans une maison de santé à côté d'une dame atteinte de monomanie. Delasiauve avait été préalablement prévenu, et cependant il ne put qu'admirer « les lueurs d'une vive intelligence et le témoignage d'une éducation distinguée. »

En rapportant cette aventure, l'honorable aliéniste émet cette opinion : « On peut divaguer sur un point, garder un raisonnement correct sur d'autres, s'abandonner dans la sphère délirante à des actes bizarres, sans pour le reste transgresser les convenances sociales. »

C'est cette particularité de l'état mental des monomanes qui fait que l'on a pu se demander s'il fallait les considérer comme irresponsables dans la sphère délirante seulement et responsables dans tous les autres cas ; en un mot s'il existait chez eux une responsabilité partielle.

Mais nous savons aujourd'hui qu'il ne peut exister de délire partiel sans que tout le reste de l'entendement ne soit lésé (Falret, Tardieu, etc...). Cela découle des théories scientifiquement démontrées de Morel qui a dit que les délires partiels ne sont que des modalités de la dégénérescence mentale. L'individu est donc totalement malade au point de vue mental, avec ce caractère que la maladie présente en un point un degré plus élevé : c'est la sphère délirante proprement dite.

Le dégénéré héréditaire, dit Falret, présente des conceptions délirantes dans une catégorie de ses idées, mais ces conceptions délirantes étant par leur nature essentiellement obsédantes et impulsives, amenant par conséquent l'individu à commettre des actes où la volonté n'entre pas en jeu, cet individu ne peut ni ne doit être rendu responsable de ses actes. Nous savons en effet que si d'une part cette obsession est consciente, elle est d'autre part irrésistible. On a contesté ce dernier caractère, sous prétexte que parfois le malade résiste à ses impulsions. Entendons-nous, et ici nous sommes d'accord avec P. Moreau, de Tours. Cette expression « irrésistible » ne doit pas être prise dans un sens absolu. Elle signifie simplement que les impulsions auxquelles le malade aura résisté plus ou moins de temps peuvent acquérir tout à coup une telle énergie qu'aucun obstacle ne saurait plus s'opposer à leur entraînement. Ce serait un détestable argument que de dire : « Puisque les impulsions ont été avantageusement combattues pendant des mois entiers, des années même, on se rendra coupable en y cédant plus tard. »

L'érotomane qui sous l'influence de son délire, poursuit, s'acharne après l'objet de sa flamme, se révolte si celui-ci fuit, se dérobe ou se défend contre de telles poursuites, se porte à des violences, soit contre la personne aimée, soit contre telle autre personne qu'il croit se mettre en travers de ses projets, est donc parfaitement irresponsable. On ne peut lui demander compte de ses actes ; tout au plus on pourrait, avec Cullerre, discuter la question de la responsabilité partielle, lorsque le malade est encore demeuré sur ce que cet auteur appelle « les frontières de la folie », dans la *zone mixte*, de P. Moreau, de Tours. Mais quand ils ont franchi la limite de la *folie raisonnante*, quand ils sont entrés de plain pied dans la maladie, ils doivent jouir du bénéfice de l'irresponsabilité absolue (Falret.)

La conclusion de tout ceci est la suivante. Chaque fois que l'érotomane sera amené devant les représentants de l'autorité, sous l'inculpation d'un crime ou d'un délit quelconque, la loi ne saurait être appliquée. C'est l'acquittement. La société ne se venge pas.

Mais si elle ne se venge pas, elle conserve le droit de se défendre (Ball). Aussi ne saurait-on remettre l'érotomane en liberté.

Puisque nous savons que nous avons affaire à un individu dangereux, aussi bien pour lui-même que pour les autres, il est nécessaire de s'assurer de sa personne. Tout érotomane doit donc être interné, d'autant plus nécessairement qu'il s'est déjà rendu l'auteur d'actes criminels. Mais n'en serait-il pas arrivé à ce point que toutes les fois qu'il est amené devant le médecin, à la demande de sa famille ou de la personne qu'il obsède (et c'est heureusement ce qui arrive en général), la même mesure est à prendre, car nous savons que malgré ses promesses, malgré ses protestations de la pureté de ses sentiments et de la noblesse de ses intentions, il sera fatalement amené un jour à attenter à la vie de ses semblables ou à la sienne.

Mais la nature même de l'érotomanie doit faire prévoir certains cas qui peuvent se présenter, et qui ont été étudiés à propos des autres folies partielles, des autres monomanies. Les érotomanes font partie de cette catégorie d'aliénés désignés parfois sous le nom de *fous raisonnants*. Tous les signes de ce que le public est convenu d'appeler la folie manquent, puisque pour lui la folie est essentiellement constituée par l'absence de la raison et du raisonnement. Or chez les érotomanes la raison existe en tant qu'ils savent ce qu'ils font, le comprennent, le raisonnent et l'expliquent. Si donc on ne fait pas appel aux lumières de l'expert, si le juge n'y pense pas lui-même, il ne viendra à personne l'idée que l'on a affaire à un aliéné véritable. Il en résultera que les érotomanes ainsi accueillis iront grossir le nombre des « aliénés méconnus et condamnés ». Il serait donc utile, et même nécessaire, que dans tous les cas de ce genre, comme dans beaucoup d'autres que les auteurs ont signalés, le médecin pût intervenir de droit pour éviter qu'un malade subisse une peine judiciaire quelconque.

Depuis quelque temps, l'attention des aliénistes s'est portée sur ce point. Chaque année des individus sont condamnés qui n'ayant jamais présenté les apparences de troubles mentaux, n'ont pas passé devant le médecin lors de l'instruction de leur affaire et cependant sont reconnus aliénés véritables, au bout d'un certain temps passé en prison. Il ne nous appartient pas de discuter ici tous les cas de ce genre qui peuvent se présenter. D'autres l'ont fait. Nous rappellerons seulement que MM. Pactet et Colin ont, à ce sujet, publié des détails absolument intéressants (Pactet et Colin ; *Aliénés méconnus et condamnés*).

Ces deux auteurs se sont appliqués à rechercher et à relater les cas qui peuvent donner lieu à ces erreurs de la part des magistrats. Ils ne parlent guère des érotomanes ; mais sans vouloir entrer dans les développements considérables que comporte la question, nous devons dire que ces malades peuvent fort bien se trouver dans la même situation que les autres catégories d'aliénés cités par ces deux auteurs.

Les différents congrès internationaux d'aliénistes et de médecins légistes tenus dans ces dernières années ont également mis au point cette situation.

D'habitude, tout individu passible de poursuites judiciaires n'est l'objet d'une visite médicale que si les juges, soit pendant l'instruction, soit au cours des débats, croient avoir reconnu la nécessité de provoquer cette mesure. Or le magistrat manifeste parfois la plus vive répugnance à soumettre à l'appréciation de l'expert des questions qu'il considère, par tradition, comme ressortissant à sa compétence, et il n'est pas rare de l'entendre déclarer qu'il est aussi capable que le médecin de savoir si un individu jouit ou non de l'intégrité de ses facultés. Cela tient à ce que nous avons déjà dit : le magistrat pense comme le public qu'il n'y a folie que là où manquent la raison et le raisonnement, et qu'un individu qui apprécie et explique sa propre conduite en s'appuyant sur des déductions parfaitement logiques ne saurait être considéré comme aliéné. C'est pourquoi l'érotomane, comme les autres monomanes qui raisonnent parfaitement, peut fort bien ne pas éveiller chez le magistrat l'idée qu'il est peut-être en présence d'un malade. Dès lors, pas d'expertise, les débats suivent leur cours comme s'il s'agissait d'un homme ordinaire et le malade est condamné.

Il est donc bon de prévenir une telle éventualité ; et quoi qu'en disent les magistrats, il n'y a que le médecin qui puisse, dans ces cas, donner un avis motivé.

« On comprendra aisément, disent Pactet et Colin, que, pour résoudre le problème délicat qui consiste à remonter d'un acte incriminé à son origine pathologique, il ne suffit pas d'une intelligence brillante, mais qu'il faut avoir recours aux opérations habituelles d'un diagnostic médical rigoureux.

« Dès lors, confier au magistrat le soin de reconnaître l'aliénation mentale nous paraît aussi étrange que de réclamer du médecin la solution d'un problème délicat de droit. »

Donc, chaque fois qu'un érotomane sera inculpé d'un attentat quelconque, il nous paraît évident que l'examen médical doit être la première étape de l'instruction.

C'est pourquoi nous nous associons aux vœux exprimés actuellement par la majorité des aliénistes et des médecins légistes pour la réforme de l'expertise. Les défauts de la méthode actuelle, mis en lumière par M. Cruppi, l'ont amené à déposer à la Chambre un projet de loi qui, s'il aboutit, produira le changement nécessaire, en même temps qu'il procurera une sécurité plus grande dans l'instruction des affaires criminelles.

De cette façon, nous pouvons être sûrs qu'il n'y aura plus de condamnation de malade. Tout érotomane sortira indemne des mains de la justice.

Mais comme d'une part il a créé un précédent, comme d'autre part il faut que la société soit protégée contre lui, nous sommes d'avis qu'il doit, comme tous les *aliénés criminels*, être interné à l'asile spécial de ces derniers.

Mais à côté des réformes ayant pour but de prévenir les erreurs judiciaires ou de les réparer, nous devons signaler les moyens qui permettraient bien souvent d'éviter les crimes et les délits des érotomanes.

Comme on a pu s'en rendre compte, il est extrêmement rare que les érotomanes comparaissent devant le médecin-expert seulement lorsqu'ils sont délinquants.

Avant d'arriver à l'acte criminel, ils se sont déjà fait remarquer par leur caractère singulier, leurs excentricités, leurs extravagances, ou même leurs violences. Souvent la personne obsédée par ces amoureuses poursuites va se plaindre aux autorités compétentes. Il est à souhaiter qu'on ne l'éconduise pas, comme cela a lieu parfois (moins cependant qu'autrefois, nous devons le dire) par un « Nous n'y pouvons rien ; il n'y a pas eu commencement d'exécution ».

Au contraire, les autorités ne sauraient trop intervenir dans ces cas. Tel est l'avis de M. P. Garnier, avis qu'il a nettement exprimé devant la Commission mixte du Conseil général.

Il ne faut donc pas attendre que l'érotomane soit devenu criminel pour l'interner. Quand il peut être amené à temps, en présence du médecin, et c'est le cas le plus fréquent, heureusement, ce dernier n'a pas d'autre décision à prendre, une fois son diagnostic solidement établi, cela va sans dire, que celle de l'*internement immédiat et définitif*, la maladie étant progressive et son aboutissant médico-légal étant absolument fatal.

APPENDICE

L'ÉROTOMANIE HOMOSEXUELLE

Parmi les perversions du sens génital, il en est une que les auteurs ont particulièrement étudiée, c'est l'inversion. Qu'il nous suffise de citer les remarquables travaux de Krafft-Ebing, de Moll, de Chevalier, de Charcot et Magnan, de Reuss, de Thoinot, de P. Garnier, etc...

L'inversion, c'est l'amour homosexuel, l'amour d'un homme pour un autre homme, d'une femme pour une autre femme, avec répulsion plus ou moins nette pour toute personne du sexe opposé, répulsion, entendons-nous, qui n'existe que quand il s'agit d'amour.

Puisque l'amour normal, hétérosexuel, peut, chez certains individus, prendre une tournure pathologique, caractérisée par ce fait que l'élément psychique entre seul en jeu, alors que la sphère génitale se tait complètement, l'amour homosexuel ne peut-il lui aussi être susceptible de revêtir un caractere érotomaniaque ?

Un homme peut-il ressentir ce sentiment éthéré, pur, mystique presque, de l'amour, pour un autre homme ; une femme pour une autre femme ?

Bien que les faits manquent de netteté à cet égard, il est cependant possible de répondre affirmativement.

Il y a des érotomanes homosexuels.

Il semble *à priori* qu'on pourrait admettre qu'un amour réduit au sentiment seul, puisse ne pas tenir compte du sexe de l'individu auquel il s'adresse, puisque cet élément n'entre pas en jeu. Ce serait un simple effet du hasard que l'objet de ces ardeurs insensées tombât à être de l'autre sexe !

Mais on ne saurait concevoir l'amour, même purement psychique, qu'autant qu'il demeure le corollaire de l'idée de sexualité. Or un individu qui ne tiendrait pas compte du sexe, serait non pas un homo ou un hétérosexuel, mais un *asexuel*, ce qui est un non-sens.

Il faut donc bien admettre que l'érotomanie homosexuelle est un autre genre d'anomalie du sens génésique tout comme l'érotomanie hétérosexuelle.

Il nous semble donc tout naturel d'en faire une variété d'inversion qui serait dans ce cas l'inversion psychique. Mais ici il faut s'entendre, car il y a inversion et inversion. Casper et les auteurs qui s'en sont inspirés ont nettement démontré qu'il y a deux inversions.

Il y a l'inversion acquise, apanage d'onanistes ou de débauchés invétérés, celle que Thoinot appelle *inversion-perversité*. Celle-là ne revêt jamais de caractère psychique, même à l'état de tendance seulement, parce que l'inverti de cette catégorie n'a qu'un seul but : se procurer des jouissances sexuelles inédites sans se préoccuper autrement de la personne qui les lui procure, ne recherchant cette dernière que parce qu'elle est plus facilement consentante qu'une autre à la satisfaction de ses ignobles désirs.

A côté, il y a l'inversion congénitale, l'inversion des dégénérés, *inversion-perversion* de Thoinot, ou encore *uranisme*, nom sous lequel on la désigne habituellement. Or le penchant sexuel des uranistes revêt fort bien l'aspect de l'amour véritable, avec ses sentiments exaltés, son caractère passionné, ses joies, ses peines, ses jalousies. Il peut donc être purement psychique et de fait il existe des uranistes érotomanes, amoureux insensés d'une personne de leur propre sexe.

Krafft-Ebing a caractérisé d'un seul mot merveilleusement juste l'amour psychique chez l'uraniste. C'est, dit-il, la *caricature* de l'amour normal. « C'est, ajoute Thoinot, une caricature poussée à l'exagération, car le sujet en jeu est un déséquilibré, un hyperesthésique. On trouve dans l'amour psychique inverti les fantaisies, les caprices, les humeurs qu'on rencontre dans l'amour normal, et comme l'amour psychique normal, l'amour psychique inverti aura ses drames. » Cet amour psychique inverti a pour caractéristique fréquente sa violence, son exaltation passionnée. L'uraniste aime en femme, et comme la femme il ferait volontiers le sacrifice de sa personne à l'être aimé. Comme l'érotomane hétérosexuel, il écrit des lettres d'une passion intense, qu'il signe très souvent d'un nom de femme ; il sait dans ses confessions, dépeindre ses amours avec des traits d'une vivacité enflammée. Il goûte toutes les joies de l'amour heureux, mais il a aussi les désespoirs de l'amour malheureux, et des accès de jalousie terrible qui peuvent le conduire au crime.

Si l'on en croit les auteurs, cet amour psychique homosexuel a existé de tous les temps. Dans l'ancienne Grèce, où l'amour homosexuel en général était pour ainsi dire la règle, il revêtait parfois le caractère érotomaniaque.

On sait, dit Thoinot, quels soupçons de relations homosexuelles ont pesé sur Socrate. L'accusation d'avoir corrompu la jeunesse a été pour quelque chose dans sa condamnation.

Quoi qu'en ait dit Aristophane, qui attribue aux sentiments de Socrate une tendance sexuelle perverse, Platon dans son *Banquet* et dans *Phèdre*, Xénophon dans son *Banquet*, se sont appliqués à prouver que l'amour indéniable de Socrate pour le sexe masculin, et pour *Alcibiade* en particulier, n'était qu'un amour psychique.

Des poètes ont chanté cet amour psychique homosexuel. Virgile lui-même « *formosum ardebat Alexim.* »

Puisque cet amour psychique se développe en dehors de toute idée de relations charnelles, le malade peut fort bien être marié et accomplir ses devoirs conjugaux ; le plus souvent il a horreur de la femme, non pas en tant que femme, mais en tant qu'épouse, et il est frigide et impuissant.

Mais de même que la femme ou l'homme érotomane peut, par condescendance, par amour, faire à l'être aimé le sacrifice de ses répugnances au point de vue des rapports sexuels, et subir les approches amoureuses, de même l'érotomane homosexuel pousse parfois l'amour jusqu'à consentir à satisfaire les goûts dépravés de celui vers lequel le pousse son ardeur insensée. Par abnégation et pour prouver qu'il aime véritablement il consent à tout, et nombre d'uranistes et même de pédérastes, dits passifs, ne sont que des érotomanes homosexuels que leur folle passion pousse à se prêter à d'ignobles caprices.

Chez les érotomanes homosexuels, comme chez les hétérosexuels, l'amour, tout psychique qu'il est, n'en est pas moins très ardent. L'érotomane homosexuel aime son amant comme il aimerait une maîtresse ; il lui trouve les mêmes qualités, qu'il se complaît à décrire en des termes brûlants.

Comme l'érotomanie hétérosexuelle, l'homosexuelle est obsédante et impulsive. Tout entier à son amour, l'érotomane homosexuel poursuit la personne qui en est l'objet, s'attache à ses pas, l'épie, et si quelque obstacle surgit entre eux, il peut être conduit jusqu'au crime.

Dans une observation publiée par le docteur P. Garnier, un individu, Gustave L...., inverti congénital, dégénéré, fétichiste de la blouse, rencontre un jour aux Champs-Elysées le type idéal de son imagination, celui dont il ne pourra plus se passer. Notre inverti est amoureux fou de son amant. Il se laisse aller avec lui à des habitudes de pédérastie. Il l'idolâtre, et fait de lui un tableau absolument analogue à ceux que les érotomanes ordinaires font de l'objet de leur folle passion. Il décrit « ce beau corps, cette jolie figure où ne paraît pas une ride, cette bouche si fraîche faite pour les baisers, ces beaux yeux adorés, ces joues si mignonnes, ce menton fait à ravir ». Comme les érotomanes, il manifeste une jalousie intense. « M'étant aperçu, qu'il allait avec des femmes, dit-il, j'eus le cœur serré comme dans un étau. J'aurais voulu tuer la femme qui me l'enlevait, et *s'emparait ainsi de ma vie*. Mes tourments furent si violents que j'eus la jaunisse et que je tombai malade. »

Repoussé par son ami, il prend une résolution criminelle. « Je résolus d'abimer cette jolie figure que j'ai tant aimée, et qui se livre à d'autres. Le jour où je l'ai poursuivi avec un rasoir dans le but de lui taillader le visage, de le défigurer plutôt que de le tuer, j'avais pris deux verres d'absinthe pour m'exciter. » A la suite de cette tentative d'assassinat, L... fut arrêté : il bénéficia d'un non-lieu, car il ne fait aucun doute qu'on ne se trouve là en présence d'un érotomane homosexuel, bien que son état mental soit très complexe.

Il nous souvient aussi avoir entendu M. P. Garnier raconter qu'un individu très riche, appartenant au meilleur monde parisien, était tombé amoureux fou de son secrétaire.

Il lui aurait écrit des lettres emphatiques, érotomaniaques.

Celui-ci en aurait profité dans le but de faire du chantage ; mais sa tentative n'aboutit point, étant donné la pureté des sentiments du malade.

Beaucoup de cas doivent certainement passer inaperçus.

Dans les pensionnats, surtout dans les maisons de jeunes gens dirigées par des prêtres ou des religieux, il s'établit parfois entre maître et élève des sentiments qui ne tardent pas à revêtir les caractères de l'amour véritable.

La jeunesse, la grâce, les bonnes manières de l'élève ont attendri le cœur de l'un de ces célibataires voués à la privation complète des joies de l'amour partagé.

Il ne s'ensuit pas toujours des actes de dépravation. Certes l'absence d'attouchements ou de caresses impudiques doit être mise le plus souvent sur le compte de la peur du scandale qui résulterait, si de telles relations venaient à se découvrir, mais combien d'autres cas ne sont que les manifestations d'une érotomanie homosexuelle !

Il semble, de tout ce qui précède, que l'érotomanie homosexuelle soit plutôt masculine. Elle existe cependant chez la femme.

Mais chez elle, elle est rarement à l'état pur ; elle s'accompagne presque fatalement de pratiques sensuelles, lesbiennes ou autres, comme chez les homosexuels hommes on observe des pratiques uranistes ou pédérastiques.

Il y aurait toute une étude à faire sur ce sujet qui ne manque pas d'intérêt. Nous ne pouvons, à notre grand regret, nous étendre davantage. On trouvera de nombreux éléments dans les travaux publiés à ce sujet par Casper, Westphall, Ulrichs, Griesinger, et plus près de nous, dans ceux de Krafft-Ebing, Moll, Charcot et Magnan, Thoinot, Tarnowsky et P. Garnier, etc.

OBSERVATIONS

Observation I

(Esquirol. *Traité des Maladies mentales*, t. II.)

Une dame, âgée de trente-deux ans, d'une taille élevée, d'une constitution forte, d'un tempérament nerveux, ayant les yeux bleus, la peau blanche, les cheveux châtains, avait été élevée dans une maison d'éducation où le plus brillant avenir et les plus hautes prétentions s'offraient en perspective aux jeunes personnes qui sortaient de cet établissement. Quelque temps après son mariage, Mme X... aperçut un jeune homme d'un *rang plus élevé que celui de son mari*. Aussitôt elle devient éprise de ce jeune homme, à qui elle ne parle point ; elle commence par se plaindre de sa position, parle avec mépris de son mari, murmure d'être obligée de vivre avec lui, *finit par le prendre en aversion*, ainsi que ses proches parents, qui s'efforcent vainement de la ramener de son égarement. Le mal augmente, il faut séparer Mme X... de son mari ; elle va dans sa famille paternelle ; elle parle sans cesse de l'objet de sa passion ; elle devient difficile, capricieuse, colère, elle a des maux de nerfs, elle s'échappe de chez ses parents pour courir après lui, elle le voit partout, l'appelle par ses chants passionnés ; c'est le plus beau, le plus grand, le plus spirituel, le plus aimable, le plus parfait des hommes. Elle n'a jamais eu d'autre mari. C'est lui qui vit dans son cœur, qui en dirige tous les mouvements, qui règle ses pensées, qui gouverne ses actions, qui anime son existence et l'embellit ; on surprend quelquefois la malade dans une sorte d'extase, de ravissement ; alors elle est immobile, son regard est fixe, et le sourire est sur ses lèvres. Mme X... *écrit fréquemment des lettres, des vers*, les copie plusieurs fois avec beaucoup de soin ; si ces écrits expriment la passion la plus véhémente, ils sont la preuve des sentiments les plus vertueux. Lorsque Mme X... se promène, elle marche avec vivacité, distraite comme une personne très préoccupée, ou bien sa démarche est lente et hautaine ; elle évite la rencontre des hommes qu'elle dédaigne et qu'elle met bien au-dessous de son idole. Cependant, elle n'est pas toujours indifférente aux marques d'intérêt qu'on lui donne, mais toute expression peu mesurée l'offense ; et aux témoignages d'affection et de dévouement, elle oppose le nom, les mérites, les perfections de celui qu'elle adore. Pendant le jour et pendant la nuit, elle parle souvent seule, tantôt à haute voix tantôt à voix basse. Tantôt elle est gaie et rit aux éclats, tantôt elle est mélancolique et pleure, tantôt elle se fâche dans ses entretiens solitaires. Si on l'avertit de cette loquacité, elle assure qu'elle est contrainte de parler, le plus souvent c'est son amant qui cause avec elle, à l'aide de moyens connus de lui seul. Quelquefois, Mme X... *croit que des jaloux* s'efforcent de traverser son bonheur, en troublant ses entretiens et en lui donnant des coups (je l'ai vue prête à entrer en fureur, après avoir poussé un grand cri, m'assurant qu'on venait de la frapper). Dans d'autres circonstances, la face est rouge, les yeux étincelants, Mme X... s'emporte contre tout le monde, elle pousse des cris, ne connait plus les personnes avec qui elle vit ; elle est furieuse et profère les injures les plus menaçantes. Cet état, ordinairement passager, persiste quelquefois pendant deux, trois jours ; la malade éprouve alors des douleurs atroces à l'épigastre, au cœur. Ces douleurs, qui se concentrent à la région précordiale, qu'elle ne pourrait supporter sans la force que lui communique son amant, sont causées par ses parents, ses amis, quoiqu'ils soient éloignés même de plusieurs lieues, ou par les personnes qui sont auprès d'elle. L'appareil de la force, des paroles énergiquement prononcées, en imposent; alors Mme X... pâlit, tremble, les larmes coulent et terminent le paroxysme. Cette dame, raisonnable sous tout autre rapport, travaille, surveille très bien les objets qui sont à sa convenance et à son usage; elle rend justice aux mérites de son mari, à la tendresse de ses parents; mais elle ne peut voir le premier ni vivre avec les autres; les menstrues sont régulières, abondantes; les paroxysmes d'emportement ont lieu ordinairement aux époques menstruelles, *mais pas toujours*. Mme X... mange par caprice, et ses actions, comme son langage, sont subordonnées aux caprices de sa passion délirante; elle dort peu, son sommeil est troublé par des rêves et même par le cauchemar; elle a de longues insomnies, et lorsqu'elle ne dort point elle se promène, parle seule ou chante; cette maladie datait de plusieurs années lorsque Mme X... fut confiée à mes soins. Un traitement méthodique d'un an, l'isolement, les bains tièdes et froids, les douches, les antispasmodiques à l'intérieur et à l'extérieur, rien n'a pu rendre la raison à cette intéressante malade.

Observation II

(Esquirol. *Traité des maladies mentales*, t., II).

M..., âgé de trente-six ans, est d'un tempérament nerveux, d'un caractère mélancolique, d'une petite taille; ses cheveux sont noirs; sa physionomie est peu agréable. Natif du Midi, M... occupe à Bayonne une place médiocre dans un bureau; étant à Toulouse, il eut quelque querelle pour une femme dont il se croyait aimé. Il obtient un congé, se rend à Paris pour solliciter de l'avancement. Il va au spectacle, se prend de passion pour une des plus jolies actrices de Feydeau, et s'en croit aimé; dès lors il fait toutes les tentatives possibles pour arriver jusqu'à l'objet de sa passion; il se présente chez cette dame, il ne quitte pas la porte par laquelle les acteurs entrent au spectacle, espérant entrer avec eux, ou obtenir un regard au passage de celle qu'il adore. Les acteurs, le mari de l'actrice bafouent ce malheureux, le repoussent, l'injurient et le maltraitent. Chaque fois que Mme X... joue, M... se rend au spectacle, se place au quatrième rang, vis-à-vis la scène, et lorsque l'actrice paraît, il secoue un mouchoir blanc pour se faire remarquer ; sa face alors est colorée ; ses yeux sont rouges et brillants, il prétend que l'actrice le reconnaît et lui témoigne son contentement par le jeu de sa physionomie, par le ton de sa voix, et par l'expression passionnée de son chant. Par le temps le plus rigoureux, M... s'établit sur les bornes qui sont en face ou à côté de la porte de la maison qu'habite Mme X..., il s'attache à ses pas, la suit dans les promenades ; lorsqu'elle va à la campagne, il poursuit à pied la voiture. Un jour, il est arrêté aux Tuileries pour avoir soulevé avec sa canne la robe de cette dame ; quelquefois et pendant la nuit, il prend un fiacre à l'heure et s'établit en face de la maison de Mme X..., monte sur l'impériale, espérant voir l'objet de sa passion aux travers des croisées ; malgré les injures, les coups que ce malheureux reçoit au théâtre et dans la rue, malgré les mauvais traitements de toute sorte, rien ne peut détruire ses illusions. Les dédains et le refus de lui parler sont des précautions prises par la jeune actrice pour mieux cacher son amour. Les coups dont on l'assomme sont souvent des œuvres de jalousie de la part de ses rivaux. Après une altercation violente avec le mari de cette dame que notre insensé prétend n'être pas mariée, il est conduit dans une maison de santé où je fus chargé de constater son état mental. Le délire érotique ne fut pas difficile à reconnaître ; sur tout autre objet le malade raisonnait très bien. Sa tenue était soignée, sa conversation suivie ; je lui représentai qu'il courait risque de perdre sa place s'il ne se rendait promptement à Bayonne. « Mon congé, dit il, n'est pas expiré. — Mais, disais-je encore, comment pouvez-vous aller au spectacle, n'ayant que 900 fr. de rente ? — Je ne fais pas d'autre dépense, ma nourriture ne me coûte presque rien ; je ne vais au théâtre que lorsque

« *Mademoiselle* » joue, et j'y emploie toutes mes économies. — Comment pouvez vous croire qu'on vous aime ; vous n'avez rien pour séduire, surtout une actrice ; votre physique n'est pas beau, vous n'avez aucun rang dans le monde, vous êtes sans fortune. — Tout cela est vrai, mais l'amour ne raisonne pas, et *l'on m'a trop fait comprendre que j'étais aimé*, pour en douter. »

Quelques semaines après, revoyant le malade, il m'avoua que Mme X... habitait la maison, qu'il l'entendait, mais que par le même système de jalousie on empêchait qu'elle lui parlât.

Observation III

(Esquirol, *Traité des Maladies mentales*, t. II.)

Erotomanie chez une femme de 64 ans.

Mme de L..., d'un tempérament nervoso-sanguin, d'une imagination très vive, élevée dans les principes philosophiques, ayant un goût décidé pour la lecture des ouvrages de médecine et des romans, jouissait d'une bonne santé, quoique très nerveuse et très impressionnable. Réduite presque à la misère par la Révolution qui fit périr son mari sur l'échafaud, Mme de L... fut contrainte de former un établissement pour compléter ses moyens d'existence et faire vivre un fils qui ne savait faire que de méchants vers. Mme de L... reçoit dans sa maison un étudiant en médecine âgé de 23 ans. Elle est d'abord bienveillante pour ce jeune homme, mais bientôt elle lui prodigue des soins, elle a des prévenances exagérées ; plus tard ses démarches, son langage, son agitation, ses impatiences, sa gaieté, sa tristesse, ses larmes, ses plaintes inconsidérées, ses dépenses ridicules trahissent le désordre moral de cette dame alors âgée de 64 ans. Ce jeune homme est sans cesse l'objet de ses éloges qu'il mérite peu ; elle s'occupe de son avenir, de ses succès, de ses contretemps, etc., plus que de ses propres affaires ; les contrariétés, les brusqueries, les motifs évidents de jalousie, l'indifférence du jeune étudiant qui se rit de cet amour suranné, les avertissements, les conseils d'amis dévoués, les railleries des personnes qui habitent la maison, les plaisanteries grossières des domestiques, rien ne peut ramener la raison perdue de Mme de L... qui, du reste, est très bien avec tout le monde et fait avec esprit et convenance les honneurs de sa maison. Mais elle ne dort plus ; elle mange à peine et dépérit. Jamais elle n'a eu la pensée de chercher le bonheur dans le plaisir des sens. Après deux ans, notre étudiant déserte la maison. Mme de L... n'est pas désabusée ; elle excuse non seulement cette furtive évasion, mais les torts graves, les bassesses qu'elle révèle ; elle aime encore. Mme de L... reste plusieurs mois très triste, enfin elle tombe dans la misère la plus complète et meurt huit ans après d'un cancer de l'utérus.

Cette observation offre ceci de remarquable que Mme de L... à l'âge de 64 ans, lorsque cette affection érotique éclata, fut menstruée régulièrement et abondamment pendant deux ans ; et que les menstrues cessèrent après le chagrin causé par le départ de l'étudiant. Le cancer de l'utérus est-il l'effet de la cessation de cette menstruation tardive ou bien l'irritation nerveuse de l'utérus, irritation qui précède si souvent les lésions organiques, était-elle la première cause du délire érotique de cette malade ?

Observation IV

(Trélat, *la Folie lucide*, 1861.)

Mme C... est une personne de 40 ans exactement réglée, d'une taille élevée, maigre et pâle, ayant le front largement développé, les yeux bleus, les cheveux blonds, l'attitude inquiète et tourmentée. Elle entre dans l'asile le 19 mai 1858 ; nous ne trouvons chez elle que de l'exaltation. Reposée, baignée, rafraîchie, soumise à l'action de bonnes et douces paroles, d'encourageantes exhortations, et livrée au travail d'aiguille qu'elle connaît parfaitement, et où elle montre une habileté rare, elle conserve toujours ses sentiments exaltés.

Mariée, elle a donné à un autre l'affection qu'elle devait à son mari. Elle aime M. P... qui vient lui-même de contracter un mariage. On lui dit qu'il ne lui est pas permis de placer là ses espérances et son attachement ; mais elle ne croit rien de ce qu'on lui affirme, « on la trompe » ; il n'est pas possible qu'un homme comme lui se soit marié. Avec un pareil amour dans l'âme, on ne peut s'unir qu'avec celle qu'on aime.

« On ne coupe pas plus volontairement, dit-elle, un morceau de son cœur, qu'on ne se couperait volontairement le bras. »

— « Vous savez que vous êtes mariée vous-même et que vous ne pouvez vous marier ailleurs. » — « Notre amour est au-dessus du mariage. Pour lui j'ai quitté mon mari, c'est à lui que j'appartiens et que j'appartiendrai toujours. »

Elle écrit à M. P... *autant de lettres qu'elle peut se procurer de papier*. Elle n'a pas reçu d'instruction, elle n'est qu'une pauvre ouvrière, son écriture est très mauvaise, son orthographe détestable, et pourtant, à part la différence de mérite littéraire, chacune de ses lettres est passionnée et brûlante, comme celles d'Héloïse et d'Abélard, comme les poésies de Colardeau, comme les lettres de Mirabeau, comme celles de Julie et de Saint-Preux. La passion, à ce degré, initie au langage des dieux les esprits les plus incultes.

27 mai 1858.

« Mon Théodore chéri,

« Viens me chercher, je ne puis rester ici ; je mourrai ou « deviendrai folle, emmène-moi avec toi. Que j'ai donc souf- « fert ! C'est par cela que tu m'es devenu si cher ; tu sais bien « que je n'ai plus de famille, que je l'ai brisée ; tu es ma « famille, ma seule affection que tout le monde connaît. Je n'ai

« rien à faire. Je suis compromise de tous côtés ; c'est avec toi, « j'en suis heureuse. J'ai fait un mariage impossible, il n'a pas « duré longtemps. C'est toi qui as tout fait, merci ! merci ! Tu « vois bien, mon joli Théodore, que nous devons rester ensemble « que je dois vivre pour toi. Dis-moi que tu ne m'as pas trom- « pée, que tu n'es pas marié, que c'est moi qui te prodiguerai « toute mon affection. Je ne puis plus ni veiller ni dormir « seule. Je ne saurais non plus mourir seule, et pourtant je ne « puis vivre sans toi. Dans mes nuits d'insomnie, je te vois « pâle ; je te crois malade. Viens ici décider de mon sort. »

Nous nous appliquons à calmer cette âme malade, à la ramener au vrai, à lui montrer le précipice où elle est tombée, à lui tendre la main pour l'en retirer. Nous avons recours par nous et par d'autres, à la bonté, à la douceur, à la fermeté, aux menaces même, suivies bientôt d'un retour à la bienveillance. Le 1er juin la malade nous remet les deux lettres suivantes :

« Monsieur,

« Donnez-moi ma sortie, je vous prie, vous pouvez être cer- « tain que je laisserai M. P... parfaitement tranquille. Je suis « complètement guérie.

« Agréez, Monsieur... mes respects. »

A M. P...

« Monsieur P... — Faites-moi, je vous prie, sortir de la Salpêtrière (1). Je ne suis plus folle, et je n'ai plus la moindre intention de vous tourmenter. »

Ce nouvel état de Mme C... ne dura que fort peu de temps. Dès le 3 juin, ses bonnes résolutions étaient ébranlées, elle essayait de lutter contre sa passion, elle résistait à la tentation d'écrire, mais le 7, elle fit une lettre dans laquelle se trouvaient les lignes suivantes.

(1) M. P... obsédé, tourmenté, par la malade, avait coopéré à son envoi à la Salpêtrière.

« Mon Théodore chéri, viens donc me chercher. Tu sais que c'est avec toi que je dois et que je veux vivre. Ni les lois ni les hommes ne peuvent trouver à redire à une affection si légitime. Elle est légitime, puisqu'elle est vraie, puisqu'elle est immortelle. Elle est au-dessus des hommes et de leurs lois.

« C'est la Providence, plutôt que le hasard qui nous a fait nous rencontrer la première fois que nous nous sommes vus..

« Depuis que nous sommes dans cette maison, je n'ai pas dormi, j'ai peur au milieu de ces pauvres folles. Ne m'abandonne pas, viens me chercher, viens aujourd'hui, viens vite, mon ami, que je vais être heureuse quand je vais te voir. . »

Nous faisons conduire Mme C... au bain. Nous la menaçons de la douche. Elle en est fort effrayée, et nous fait les promesses les plus raisonnables. Depuis ce moment, les améliorations et les rechutes ont eu la plus grande régularité. Notre influence durait deux jours, « deux jours de bonnes intentions », Mais le troisième, nous avions invariablement une lettre pour M. P...

« Tu ne viens pas me chercher et tu ne m'as pas répondu..
« Je vais, je veux retourner chez toi à Lyon, mon chéri. Ne
« me laisse pas faire un voyage inutile comme j'en ai déjà fait
« trois sans te rencontrer. Dis-moi où tu es. J'ai écrit au commis-
« saire de police qui sait ton adresse et qui a dû te faire parvenir
« ma lettre. Je veux te voir. Je veux que tu me dises que tu me
« détestes, que tu me méprises, que tu ne veux plus entendre
« parler de moi. Tu m'as déjà battue ; tu m'as fait enfermer.
« Ces coups me faisaient du bien et je t'aime et je t'aimerai
« toujours. Je ne puis faire autrement. Tu peux faire de moi
« tout ce que tu voudras ; je suis du reste à moitié morte ; achève-
« moi si tu veux ! »

Avertissements, prières, et prévenances de toute espèce, sévérité et punition, tout était inutile. Aucun effort ne pouvait rompre la régularité des rechutes. Enfin, dans les premiers jours de juillet, la malade, ennuyée d'être punie, nous remit la lettre suivante pour M. P...

« Monsieur.

« On m'a dit et affirmé que vous êtes marié. N'en pouvant plus douter, je viens vous dire que je renonce à vous et que dans le cas où je viendrais à vous rencontrer je tournerai la tête. Vous pouvez être certain que je suis incapable de faire aucune démarche vous concernant. Je vais prier le médecin de me laisser sortir et tâcher de me procurer un emploi quand je me serai reposée...

« Je vous salue... etc... »

La sœur de Mme G... vint la voir et nous promit de veiller sur elle. Nous montrâmes à celle-ci la possibilité de sortir si elle restait quinze jours sans nous parler, sans nous dire un seul mot de sa folle passion. Elle s'y soumit ; il n'y eut plus de lettres et quoique *nous ne fussions pas du tout convaincu* de la sincérité de cette guérison, nous avons laissé sortir notre malade. Depuis ce moment, nous n'avons pas eu de ses nouvelles, ce qui ne peut nullement prouver qu'elle n'est pas aujourd'hui dans quelque asile de département.

Observation V

(Voir Krafft-Ebing. *Traité de Psychiatrie*. Traduction Emile Laurent.)

Latzko Rose, 45 ans, veuve d'un employé, est née d'un père religieux, excentrique et psychopathe. La puberté s'est produite chez elle à l'âge de 12 ans et sans aucun malaise ; les règles revenaient régulièrement. La malade n'a jamais conçu. Elle se maria à l'âge de 16 ans. Le mariage ne fut pas heureux. Elle prétend qu'à la suite d'un conflit de ménage elle n'adressa pas pendant quatre ans la parole à son mari. Après sept ans de ménage elle devint veuve. Elle vécut alors dans des conditions modestes, mais bien rangée. Elle adopta deux enfants étrangers, une fille, qu'elle appelait son « Petit brillant » et un garçon qu'elle désignait sous le nom de « Cousin doré ».

La malade paraît une personne exaltée et originairement excentrique. De tout temps elle eut beaucoup de goût pour la poésie, la musique et le théâtre, mais pourtant n'embrassa pas la carrière théâtrale parce que la position de comédienne ne lui paraissait pas assez distinguée. Elle se peint elle-même comme une femme ayant le cœur très tendre, très romanesque, sensible au bon et au noble. Elle aurait toujours été bien portante, sauf quelques accès d'apoplexie, c'est-à-dire fluxions à la tête, syncopes, pour lesquelles on lui aurait fait quelques saignées. Sur les autres détails de son naturel on n'a que très peu de renseignements. Des traces d'hystérie ne peuvent pas être décelées.

La malade paraît avoir *mené* une vie convenable et retirée.

Il y a cinq ans, elle fit dans le cercle de ses amis la connaissance d'un officier de grade supérieur. Il fit sur elle une profonde impression. Comme une fois il l'appela *« bonne et gentille dame »* (elle le prétend du moins), demanda plus tard de ses nouvelles, lui faisait dire le bonjour, elle crut qu'elle aussi ne lui était point indifférente. Elle se rapprocha de lui, *lui envoya sa photographie*, son adresse, des cadeaux, *lui écrivit des lettres*. Tout revenait sans avoir été décacheté et dans la rue ce monsieur évitait soigneusement de la rencontrer. Elle en éprouva un profond chagrin, et pourtant elle ne put vaincre son ardent amour pour son « *sanctuaire* ». Un jour, elle remarqua cependant que son « sanctuaire » la désignait publiquement. Il y avait dans le journal des *annonces adressées à elle*. Elle reconnut au style, à des petits riens, par exemple les initiales des deux noms, que les *annonces venaient de lui* et elle acquit immédiatement la certitude que *ces annonces lui étaient adressées*. Ainsi, elle lui un jour : « Peux-tu songer à un cœur saignant qui ne peut guérir que par ton traitement ? »

Nouvelles tentatives de rapprochement, lettres, etc..., dont le résultat fut une annonce peu polie dans le journal : « Que ne me laissez-vous tranquille ! » — Pas de réponse est aussi une réponse. Alors elle lit insérer : « Dans mon cœur il pourrait redevenir fort. » Il y eut de nouveau réponse grossière, et enfin réconciliation avec « Myosotis ». — Comme réponse à une nouvelle annonce : « Conserve-moi mon sanctuaire, ma lumière du ciel », elle lut : « Je suis ici, je suis à Gratz. »

La malade poursuit alors son « sanctuaire », le rencontre enfin dans une promenade. Au lieu d'un abord aimable, elle entendit ce monsieur s'écrier : « Vache !!!... » Alors elle s'évanouit de douleur. Ce qui est surprenant, c'est que malgré tout elle reçut bientôt après des communications aimables par la voie du journal. Malgré l'affront elle se sentait entraînée à réagir, *tellement elle l'aimait*. Elle lui répondit avec la même amabilité par des lettres et écrivait entre autres : « Ma chambre est très petite et sans ornements, mais l'amour pour le sanctuaire la remplit complètement. » A sa grande douleur le sanctuaire ne faisait que passer devant la maison (illusion c'est-à-dire confusion de personnes) sans y entrer jamais. Un voyage d'affaires nécessita son absence temporaire. Quand elle rentra, ce monsieur était parti. Elle découvrit son nouveau domicile et *fit un voyage pour le rejoindre*. Nouvelles humiliations. Nouveaux refus, bien qu'elle lui eût donné toute son âme.

Vivement chagrinée, elle partit pour Budapesth. A peine arrivée elle trouva dans le journal cette annonce : « Prêt à tous les sacrifices pour amener réconciliation. » Elle revient ; envoie un œillet avec ces mots : « Que le noble parfum de l'œillet comble l'abîme qui est entre nous. »

De nouveau, profonde humiliation et accès de syncope. Sur la dénonciation de ce monsieur, elle dut se justifier devant la police. On la congédia après l'avoir sermonnée ; elle résolut d'éviter l'infidèle. Bientôt après elle lit dans le journal : « Je vous attends. » La malade, dit-on, a de nouveau, en tenue décolletée, poursuivi ce monsieur. Elle lui aurait même envoyé des photographies obscènes. Voilà pourquoi on l'a mise à l'hôpital, pour que son état mental fût observé. Là aussi les annonces du journal continuent, annonces telles que : « Heureux avenir ; tout est déjà arrangé. » La malade se résigne au fait inévitable. Elle ne peut pas s'expliquer la double nature de l'homme ni sa tromperie. Malgré toutes les déconvenues elle aime toujours avec enthousiasme son « sanctuaire ». Elle est incapable de toute critique. Les hallucinations manquent absolument dans le tableau morbide qui tourne uniquement autour des imaginations et des rapports illogiques entre les petites annonces et sa propre personnalité, et qui se déroule exclusivement sur le terrain intellectuel. L'examen du corps ne fournit aucun indice pour expliquer ce cas. La malade est une femme bien conservée. La mine, le regard, le maintien portent l'empreinte de la folie.

Observation VI

(Taguet, *les Aliénés persécuteurs*.)

T... entre comme précepteur dans une des plus grandes maisons de France, grâce à de hautes et puissantes recommandations ; il crut, à l'accueil bienveillant que lui fit la princesse, qu'il pouvait espérer gagner son cœur. Le *Roman d'un jeune homme pauvre* passa tout entier sous ses yeux, il n'en fallut pas davantage. Un jour que la princesse était occupée à écrire, penchée sur son bureau, il s'oublia jusqu'à déposer un baiser sur son cou ; l'offense était grande, mais ne pouvait monter jusqu'à elle ; le mari qui en fut informé ne s'en inquiéta pas davantage. M. de B... meurt. Le cœur de la princesse est libre. Qui sait ? On a vu, dit-on, les rois épouser des bergères. T... ne voit pas pourquoi un roturier sans fortune n'épouserait pas une grande dame.

A partir de ce moment, T... se mit à écrire des lettres étranges, protestant de la pureté de ses sentiments et revenant constamment sur cette vieille histoire du baiser. Cette correspondance *eût pu faire des volumes*, si nous en jugeons par le malade lui-même, qui écrit à M. l'avocat général pour se plaindre qu'une *lettre de dix-huit pages* est restée cachetée entre les mains du Père L...

T... dut s'éloigner de Paris, mais il revint bientôt. La princesse lui ayant fait consigner sa porte, il s'installa dans une maison d'où il pouvait épier ses moindres mouvements ; le jour, il la suivait dans les églises, dans les magasins, dans les rues ; un soir, posté sous la porte cochère, il fut assez heureux, grâce à l'obscurité, pour ouvrir les portières de sa voiture et s'y jeter ; il couvrit de baisers brûlants les mains de la princesse, mais la lumière s'étant faite, T... reconnut la femme de chambre dans l'objet de sa flamme. La nuit, il jetait du sable, des petits cailloux contre les fenêtres de son appartement. Sur les plaintes de M. le duc de X..., beau-frère de la princesse, T... fut séquestré d'office et soumis à l'examen de Lasègue. « Mes constatations, dit l'éminent professeur, furent longues. Dans toute science, il y a une partie plus vive en quelque façon, qui touche, qui attire plus complètement celui qui s'occupe de cette science. Tout géomètre, tout médecin ne s'occupe pas également de la géométrie ou de la médecine ; il fait un choix. J'étais en ce moment d'élection spéciale à l'égard d'une catégorie jusqu'ici mal décrite des maladies mentales ; j'étais en « face du délire persécuteur si fréquent cependant. Je l'avais beaucoup étudié ; j'attendais une occasion formelle de l'étudier encore ; et ce fut à la fois avec un sincère appétit de la science et dans le but également d'accomplir un devoir que j'abordai l'examen mental de T... Je voulais me faire une conviction rationnelle ; je vis, revis T... Je demandai un délai pour me prononcer. »

A l'asile de Ville-Evrard, T... se posait en victime, en amant malheureux. Il aime, et il est aimé. La preuve c'est que la princesse ne l'a pas congédié après la mort de son mari. Il y a plus. Comment expliquer cet attrait irrésistible qu'ils éprouvaient, la princesse et lui, l'un pour l'autre, ces mouvement de projection du bassin en avant, ces spasmes nerveux que

Mme de B... éprouvait en sa présence, ce langage poétique et mystérieux dont la pression du pied faisait tous les frais? De quel nom appeler le fluide qui courait dans leurs doigts lorsqu'ils se rencontraient? D'un autre côté, comment comprendre, après tous ces signes d'affection, que la princesse se refuse à le recevoir et vienne solliciter l'appui de son beau-frère contre M. T...? Mystère.

Rendu à la liberté, son premier soin fut de poursuivre M. le duc de B..., les docteurs Lasègue et Girard de Cailleux pour séquestration illégale, réclamant cent mille francs de dommages et intérêts. La raison qu'il donne pour prouver la santé de son esprit est admirable : « A Ville-Evrard, dit-il, on ne m'a jamais fait subir aucun traitement. » Il perd son procès.

La guerre de 1870-71 terminée, T..., qui a eu l'honneur de servir comme capitaine des mobiles, ce qui établit pour lui un certificat de non-aliénation mentale, fait appel du jugement qui l'a condamné et demande à plaider lui-même sa propre cause. Dans une longue lettre à M. l'avocat général Aubépin, il se plaint de tout le monde et un peu de tout, de l'avocat de la partie adverse, qui l'a traité comme le dernier des hommes; de M. le duc de B..., de MM. Lasègue et Girard de Cailleux, de la loi du 30 juin 1838. « Ma séquestration, écrit il, est un fait monstrueux que rien ne peut justifier. Toutes les règles du droit ont été violées. Si j'adresse un reproche aux médecins, ils répondent : « C'est la justice qui a fait le coup. » Si je m'adresse à l'administration, on dit : « Ce sont les médecins qui sont seuls coupables, mais ils étaient de bonne foi. » Il faudrait pourtant bien s'entendre! Une enquête, on le voit, est nécessaire; en dehors de mon affaire personnelle, elle aura pour résultat de prouver que sous la garantie de la loi de 1838 il se commet des actes arbitraires, illégaux et inouïs, plus fréquents qu'on ne le pense. Aucune séquestration arbitraire n'a eu lieu, dit-on, depuis que la loi existe; la preuve, c'est qu'il y a eu déjà bien des procès et que l'administration et le médecin ont toujours gagné. A cela, je réponds : « Parce que l'on met

« celui qui a subi l'épreuve la plus cruelle dans l'impossibilité « de se justifier. »

Le 29 janvier 1872, M. T... perdait en appel ; il n'est pas à croire qu'il pousse le délire jusqu'à se pourvoir en cassation ; qui sait cependant ? Le duc de B..., le principal accusé, protégé par deux arrêts des tribunaux, n'a plus à craindre ses importunités et ses persécutions. Il n'en est pas de même des médecins aliénistes : M. T... s'est *constitué le chevalier errant*, le protecteur des aliénés ; on le trouve partout où il est question de malades et de maladies. Des cours publics s'établissent à Sainte-Anne ; il y court ; il y glose si fort que l'administration supérieure entend ses cris et les cours sont suspendus, il s'en attribue toute la gloire. Chaque année il assiste avec assiduité aux séances dans lesquelles le Conseil général de la Seine discute le budget des aliénés et les questions incidentes qui s'y rattachent.

Observation VII

(Ball. *La Folie érotique*).

Notre malade est un jeune homme de 34 ans, et si je dis jeune homme, c'est parce qu'il a l'air plus jeune que ne le comporterait son âge. De petite taille et vigoureusement constitué, il a conservé sur sa physionomie les attributs de la jeunesse, et on ne lui donnerait certainement pas l'âge indiqué par son extrait de naissance.

Fils d'un professeur de dessin, il a reçu une éducation assez complète ; il est bachelier, et jusqu'à l'époque de son entrée à Sainte-Anne, il exerçait les fonctions de professeur de latin dans une institution de jeunes gens. Comme vous le voyez il tenait un rang fort honorable dans la société, et cependant il est profondément aliéné depuis de longues années. Il n'est point inutile de rappeler en quelques mots sa biographie.

Il a eu des convulsions dans l'enfance. Son intelligence, assez précoce d'ailleurs, a suivi une courbe assez irrégulière ; elle était tantôt ouverte tantôt fermée. Le caractère est faible, sans ressort, aisément influencé. Dès l'âge de 6 ans, nous voyons poindre des prédispositions à son état actuel ; il avait, dit-il, quelques idées fabriques, mais au milieu d'une ignorance absolument complète. Il n'a pas tardé à contracter des habitudes de masturbation accouplées à des conceptions fort singulières, dont nous parlerons tout à l'heure. A 20 ans, il est soumis à la conscription et incorporé dans l'infanterie de marine ; on l'envoie à Brest, il y prend assez rapidement des habitudes d'ivrognerie ; mais sous les autres rapports, il se conduit en bon militaire, sauf quelques petites infractions au règlement. Devenu caporal il a été cassé de son grade à la suite de libations exagérées.

Mais en 1870, il a rempli honorablement son devoir de soldat ; présent avec l'infanterie de marine aux batailles de Mouzon, de Bazeilles et de Sedan où ce corps sur cent mille hommes en a laissé quatre mille sur le terrain, il s'est très vaillamment comporté.

Fait prisonnier avec toute l'armée à Sedan, il s'est évadé au moment d'entrer en Prusse, au risque de sa vie, par un prodige de courage et d'adresse. Rentré dans ses foyers, il s'y est reposé quinze jours ; puis il est reparti pour l'armée, afin, disait-il, de venger ses frères. Après la fin de la lutte, il est envoyé à la Guadeloupe ; il y reste dix-huit mois ; il y contracte les fièvres paludéennes et rentre fort malade en Europe. Une fois rétabli et libéré du service, il entre comme professeur de latin dans une institution privée.

Vous le voyez, sauf la tache de l'ivrognerie, l'existence de ce jeune homme est non seulement honorable mais héroïque. Et cependant, pendant tout cet espace de temps, pendant qu'il servait sous les drapeaux, il était absolument fou.

Il s'agit d'une vraie monomanie, car si jamais on peut prononcer ce mot, c'est certainement dans le cas présent.

D'abord notre homme affirme qu'il est resté vierge de tout

contact féminin : assertion étrange, pour un ancien soldat d'infanterie de marine qui se grisait volontiers avec ses camarades.

Et cependant nous croyons absolument qu'il dit la vérité, car son récit est parfaitement en rapport avec ses idées. Cet homme vierge a été assujetti pendant toute sa vie à des préoccupations obscènes. Constamment préoccupé de l'idée de la femme, il ne voyait absolument dans son idéal que les yeux. C'est là qu'il trouvait l'expression de toutes les qualités qui doivent caractériser la femme. Mais enfin ce n'était point assez; et comme il fallait absolument en venir à des idées d'un ordre plus matériel, il avait cherché à s'éloigner le moins possible des yeux qui constituaient son centre d'attraction ; et dans son inexpérience absolue, il avait placé les organes sexuels dans les fosses nasales. Sous l'empire de ses préoccupations il avait tracé des dessins étranges. Les profils qu'il esquissait et dont il nous a montré quelques exemplaires représentaient assez exactement le type grec sauf un point qui les rendait irrésistiblement comiques.

Mais comme il n'avait mis personne dans la confidence, il a pu mener une vie régulière et tranquille jusque vers la fin de l'année 1886

Il était, nous l'avons déjà dit, professeur dans une institution privée, et on l'avait chargé de conduire les élèves en omnibus à la pension.

Dans une de ses promenades il rencontre son idéal en la personne d'une jeune fille habitant le quartier ; il aperçoit une forêt de cheveux au-dessous desquels se dessinent des yeux immenses.

A partir de ce moment son destin est fixé ; il est décidé dans son esprit qu'il épousera la belle inconnue ; il s'assure de son domicile et sans plus d'ambages, il monte chez elle et se fait annoncer. Il est reçu par la mère à laquelle il demande catégoriquement la main de sa fille. On le jette à la porte, ce qui ne *modifie nullement ses sentiments*, il se représente une seconde et une troisième fois ; il finit par être arrêté et conduit à la Préfecture.

Arrivé à la clinique de Sainte-Anne, il se présente à nous dans un état de délire complet ; il parle avec onction de ses amours ; il insiste sur la pureté de ses sentiments et veut être examiné publiquement à la clinique devant tous les élèves en état de nudité, pour prouver qu'il a conservé sa virginité.

Sous tous les autres rapports son intelligence paraît régulière. Il parle avec bon sens et modestie de sa vie passée, sans tirer vanité de ses belles parties ; il reconnaît ses défauts et convient qu'il a eu tort de s'abandonner à ses penchants alcooliques. Il ne se fait aucune illusion sur sa position sociale et nous déclare avec la plus parfaite bonhomie qu'il gagne 50 francs par mois dans l'institution à laquelle il est attaché. Il n'en persiste pas moins dans ses projets, et paraît incapable de saisir la contradiction entre les intentions qu'il annonce et les moyens dont il dispose pour les réaliser.

Les sentiments moraux n'ont subi aucune atteinte ; il parle avec le plus grand respect de son père et avec une vive affection de ses autres parents. Il ne présente aucune trace de la malveillance habituelle aux aliénés ; il n'accuse personne ; il ne se connaît point d'ennemis ; il ne manifeste aucune animosité contre sa bien aimée ; il est convaincu que s'il est enfermé à Sainte-Anne, *c'est pour y passer un temps d'épreuve et se rendre plus digne d'elle.* C'est ainsi que dans les romans de chevalerie le héros subit les plus dures humiliations pour conquérir sa dame. Non seulement il est calme et bienveillant, mais encore il est parfaitement serviable, et c'est avec une entière bonne volonté qu'il se prête à l'instruction des jeunes enfants que nous avons à la clinique et qui, sous sa direction, ont accompli quelques progrès. La santé physique est assez bonne ; il mange et dort bien et ne souffre nulle part.

Il est important de remarquer que ce malade a conservé une force musculaire très considérable, qui le rend dangereux pendant les accès d'agitation qu'il présente quelquefois.

Observation VIII

(Communiquée par M. Magnan à l'Académie de médecine le 13 janvier 1885.)

Mlle C..., âgée aujourd'hui de quarante-sept ans, d'une intelligence au-dessous de la moyenne, fille d'une mère névropathe, est fiancée à 21 ans à un jeune homme qu'elle refuse. Mlle C... n'avait paru nullement préoccupée de cet événement ; elle avait d'ailleurs peu de goût pour le mariage, et elle avait, depuis, répondu négativement à plusieurs demandes.

A 30 ans, elle devient triste, silencieuse, recherche la solitude, se reproche d'avoir repoussé son fiancé, et elle s'imagine que Léon (c'est le nom de celui-ci) a été tellement affecté de ne pouvoir l'épouser qu'il a fini par attenter à ses jours. [Obsédée par cette pensée, elle ne tarde pas à entendre des voix qui lui parlent de Léon, qui lui reprochent sa dureté pour lui. Malgré les assurances formelles de la famille, lui apprenant que Léon est consolé, qu'il ne pense plus à elle, qu'il est marié et qu'il habite un pays éloigné, elle se récrie, prétend le contraire, gémit sur le sort de cet infortuné, dont elle n'avait pas autrefois apprécié le bon cœur, et qu'elle aura rendu, dit-elle, le plus malheureux des hommes. Elle n'aura de repos, ajoute-t-elle, que lorsqu'elle l'aura vu pour lui adresser des excuses et obtenir son pardon. Nuit et jour elle pense à lui, elle l'appelle, fatigue ses voisins de ses interrogations : « Où est Léon ? » Elle reste des heures entières à la croisée pour voir passer son fiancé, elle descend parfois dans la rue à trois heures du matin et attend sur le trottoir son arrivée. Dès qu'elle aperçoit une voiture, elle accourt, invite le cocher à s'arrêter, ouvre la portière, examine les voyageurs, et, après s'être assurée de son erreur, elle s'excuse, pleine de confusion, et prie de continuer la route. Quelquefois encore, elle s'élance à la suite d'un promeneur, le dépasse, le regarde attentivement et ne revient sur ses pas qu'après s'être convaincue que ce n'est pas Léon. Ces démarches lui ont valu de nombreuses mystifications, mais elle n'en continue pas moins ses recherches. Quand les parents s'opposent à ses extravagances, elle s'irrite, parle de suicide et se livre parfois à des actes de violence. C'est à la suite d'une scène dans laquelle elle avait brisé les vitres de la fenêtre d'où on l'engageait à se retirer, qu'elle est entrée à Sainte-Anne. Une fois à l'asile, le calme revient promptement ; elle sait, dit-elle, que Léon ne peut pas y venir, et, au bout de quelques jours, elle va travailler à la lingerie et vit tranquillement dans la contemplation de son fiancé.

Après plusieurs sorties provisoires, d'abord de quelques heures, puis de journées entières, pendant lesquelles elle parvient à maitriser son ardeur des recherches, elle obtient son exeat. Les premières semaines se passent sans incident, mais peu à peu elle recommence son manège, et ses parents sont forcés de la ramener à l'asile, où elle entra neuf fois de 1872 à 1881.

La tenue de cette malade a toujours été très convenable ; dans son désir impérieux de voir le fiancé, il n'y a jamais eu que des sentiments platoniques ; elle n'a jamais eu l'idée de relations intimes, ni avec lui, ni avec d'autres. Elle ne s'est jamais livrée à l'onanisme, et, pendant les phases d'excitation, on n'a jamais remarqué ni gestes, ni paroles obscènes, ni de propension à la nymphomanie. Elle est restée constamment érotomane, dans un état d'exaltation amoureuse très chaste.

Observation IX

(Communiquée par M. Magnan à l'Académie de médecine le 13 janvier 1885.)

Il s'agit de M. M..., tailleur, âgé de 31 ans, éperdûment amoureux de Mlle Van Zandt de l'Opéra Comique. Le père de ce malade, très bizarre, a toujours cherché fortune par l'extraction, à l'aide de procédés primitifs, du métal précieux contenu dans de vieux objets qu'il achetait chez des marchands de bric-à-brac. A la suite de la perte d'un enfant hydrocéphale de 16 mois, mort dans les convulsions, il a quitté sa femme, l'accusant d'avoir laissé mourir l'enfant faute de soins. M. M..., laborieux, rangé, s'était fait remarquer lui-même par quelques singularités ; il était vaniteux, *avait une haute opinion* de son intelligence, et parlait à ses parents, à ses amis d'un ton de supériorité que rien ne justifiait. Il s'occupait d'inventions, de direction de ballons, de vol des oiseaux, sans toutefois abandonner son travail.

Dans le courant de septembre, sa femme part pour le Midi avec sa fille qui avait été malade. Resté seul, il va pour se distraire quelquefois au théâtre. A une représentation de *Lackmé* à l'Opéra-Comique, il lui semble, placé au parterre, qu'il est l'objet de l'attention de Mlle Van Zandt. La cantatrice porte sans cesse les regards dans sa direction. Très ému, il rentre chez lui et ne dort pas ; il n'a garde de manquer les représentations suivantes ; il s'installe à la même place et se croit remarqué de la jeune actrice. Celle-ci, dit-il, le regarde en plaçant la main sur le cœur ; puis elle sourit, et le regardant toujours, elle porte la main à la bouche ; de son côté, il lui envoie un baiser, et elle continue à sourire. Elle part pour Hambourg ; il l'apprend par les journaux et explique ce départ par le désir de l'attirer près d'elle à Hamboug. Mais il résiste, dit-il, et ne fait pas le voyage.

Elle revient, et son attitude au théâtre ne varie pas. Elle part pour Nice. Il n'y avait plus à douter ; il se décide à la rejoindre. Dès son arrivée il se présente chez l'actrice : il trouve la mère qui répond que sa fille ne reçoit personne. Tout confus il hésite, il se trouble et se retire balbutiant des excuses. Au bout de huit jours, il revient à Paris très attristé, craignant d'avoir compromis sa bien-aimée. Celle-ci rentre à Paris plus tôt que ne l'avaient indiqué les affiches. Ce retour prématuré ne peut avoir d'autre cause que le désir de le revoir. C'est ainsi que M. M.... interprète tous les actes de la cantatrice.

Il renouvelle ses visites, à l'Opéra-Comique, et il est de plus en plus convaincu de l'amour de Mlle Van Zandt. Il voit dans un étalage des boulevards une photographie dans laquelle l'actrice, dans son rôle de Mignon, est représentée en pleurs. Pourquoi pleurer, si ce n'est pour lui ? Il l'attend à la sortie du théâtre. Ou bien encore il va se poster à côté de sa demeure pour la voir, quand elle rentrera chez elle et pour apercevoir aussi son ombre sur les rideaux quand elle sera dans son appartement.

Au mois de mai sa femme revient à Paris. Il s'empresse de lui raconter ce qui se passe, son ardent amour pour Mlle Van Zandt. « Je sais que j'ai tort, dit-il, mais c'est plus fort que moi. Du reste, il me suffit de la voir. » Ces révélations sont suivies de brouilles et de scènes de ménage ; il ne se décourage pas et continue ses visites à l'Opéra-Comique. Il manque deux représentations, et à la troisième, apprenant par l'affiche que Mlle Van Zandt, indisposée, ne jouera pas, il se croit la cause de l'indisposition : elle ne l'a pas vu, elle ne peut pas continuer. Le lendemain, il va au théâtre ; elle joue, plus séduisante, plus aimante que jamais : « c'est donc visible, elle a besoin de moi. » La pièce finie, il court à la porte de l'actrice. Dès que la voiture arrive, il s'approche, voulant remettre une lettre ; un sergent de ville intervient et l'arrête. Chez le commissaire de police, on trouve sur lui un revolver, et il raconte avec toutes les apparences de la sincérité, que désireux de voir Mlle Van Zandt à la sortie du théâtre, il s'attarde dans les rues et a besoin d'une arme pour se protéger contre des attaques nocturnes, et repousse avec indignation le soupçon d'une tentative d'assassinat. Il raconte dans les moindres détails tout ce qui s'est passé et conclut à la vive affection de Mlle Van Zandt pour lui.

Il est conduit à Sainte-Anne dès le lendemain.

Pendant les huit mois d'absence de sa femme, sa conduite a été des plus régulières. Son amour par Mlle Van Zandt est trop pur pour qu'il songe jamais à abuser des sentiments si vifs qu'il a inspirés. Maintenant, s'il désire la voir et lui parler, c'est pour s'expliquer, pour dire à Mlle Van Zandt qu'il l'aime toujours, mais qu'il s'engage à l'oublier, car il n'est qu'un pauvre ouvrier. Il n'a jamais eu des idées charnelles à son endroit : il avait lu, dit-il, *Paul et Virginie*, et cet amour chaste et élevé avait pour lui le plus grand charme.

Observation X

(Communiquée par M. Magnan à l'Académie de Médecine le 13 janvier 1885.)

Le troisième érotomane de M. Magnan est un élève des Beaux Arts dont le casier héréditaire mérite de fixer quelques instants l'attention. La bisaïeule maternelle s'est noyée pendant un accès de mélancolie ; l'aïeule maternelle est mélancolique et présente des phases irrégulières d'excitation. La mère est nerveuse et très méticuleuse. Le père, toujours irritable, est vaniteux, et a failli compromettre sa fortune par des acquisitions inutiles et imprudentes. Une sœur du malade présente des tics de la face. Une deuxième sœur est parfois en proie à des scrupules, des craintes, des obsessions qui constituent tous autant de syndromes épisodiques de la folie héréditaire. Dès son enfance, elle craignait les voleurs et descendait plusieurs fois, même dans la journée, s'assurer que la porte était close. En chemin de fer, elle était sans cesse inquiète, redoutant un déraillement ; en bateau, au contraire, elle affrontait sans nulle hésitation les plus gros temps. Au couvent, elle était constamment soucieuse, se figurant ne pas avoir mérité les places que lui valaient ses compositions. Un jour, elle se lamente et se reproche de n'avoir pas tué une mouche qui pouvait être venimeuse et infecter une de ses camarades. Une autre fois, pendant un voyage, elle détache par mégarde, dans un wagon, un bouton de coussin, elle a causé ainsi un dommage à la compagnie de chemin de fer, et redoute de communier avant d'avoir envoyé une indemnité. Enfin elle n'ose uriner dans le vase de sa chambre par respect pour le crucifix et une statuette de la Vierge, placés à côté du lit ; elle va chaque fois dans la pièce voisine. Elle se livre encore à des lavages fréquents par crainte du poison ou du contact d'objets nuisibles à elle-même ou à d'autres. Elle hésite à déposer des livres de prière sur une table qu'elle n'a pas essuyée préalablement avec un linge très propre. Dans le monde elle se tient très convenablement, et rien ne trahit au dehors les troubles auxquels elle est en proie. Telle est la famille psychopathique à laquelle appartient le malade dont nous allons nous occuper. De très bonne heure il se montre bizarre, superstitieux, redoute le nombre 13, évite ce nombre en toutes circonstances. Il se livre parfois à des actes étranges dont il n'a jamais voulu donner l'explication, mais dont la cause probable est une idée superstitieuse. Ainsi, à table, après avoir découpé la viande, et avant de commencer à manger, il dépose un petit fragment dans l'assiette du voisin ; il fait même la chose pour les autres aliments, et s'excuse de ne pouvoir agir autrement ; c'est une obsession plus forte que sa volonté. Quelquefois il pousse subitement un cri, sans motifs apparents, et à celui qui insiste pour en demander raison, il répond avec indifférence et comme pour dépister l'observateur importun : « J'avais une douleur de côté. »

Au commencement de 1879, il devient soucieux, passe de longues heures la nuit à la fenêtre. Interrogé, il lui faut dit-il, un idéal, il en a besoin ; son idéal, c'est Myrtho, qui s'est retirée dans une étoile. Il contemple tous les soirs cette étoile, vient la voir avant de se coucher, brûle pour elle des essences et de l'encens; il lui adresse des vers. On a parfois essayé de détourner son attention, de l'accompagner dans sa chambre, de fermer les fenêtres, de l'empêcher de regarder au ciel, mais c'est peine inutile, dès qu'il est seul, il se relève et ne s'endort qu'après avoir jeté un dernier regard vers Myrtho. Il croit, dit-il, à la métempsychose. Il a des périodes d'affaissement et de tristesse, dans lesquelles il est découragé, ne se trouve plus capable de travailler. Il a du dégoût de la vie et se sent poussé au suicide. « Le vide m'attire, dit-il, je voudrais me jeter par la fenêtre. »

Appelé sous les drapeaux pour le volontariat, la vie régulière, les exercices physiques ont favorablement modifié l'état mental de même que la santé générale.

De retour à Paris, au commencement de 1880, M. X..., reprend ses études ; il se montre gai, expansif, et parfois, contrairement à ses habitudes, il se livre sans mesure aux plaisirs les plus bruyants. Cette exaltation, et les excès qu'elle provoque, sont suivis d'une nouvelle phase de dépression, avec des préoccupations hypocondriaques, les craintes d'une maladie de la moelle, d'une spermatorrhée. Un peu plus tard se montrent quelques idées ambitieuses, il laisse pousser la chevelure et la barbe ; c'est un vœu, dit-il, de ne couper les cheveux et la barbe qu'après avoir fait un chef-d'œuvre. « Tant que ma pensée restera voilée, reste voilé, mon front ! » Parti dans sa famille pendant les vacances, il s'est décidé à faire couper les cheveux, et il ne paraît pas avoir commis d'actes trop extravagants.

Observation XI

(Emile Laurent. *L'Amour Morbide.*)

P... est un simple d'esprit, presque un imbécile. Employé comme valet de charrue dans les fermes, ses prétentions au beau langage et ses excentricités l'ont rendu la risée de tous. Son amour exagéré de l'ordre l'amenait à mouler les tas de fumier avec une régularité presque géométrique ; il balayait les cours des fermes où on l'employait avec un soin minutieux, ne laissant pas traîner un fétu de paille ou une feuille sèche, enfonçant à coups de masse les pierres qui faisaient saillie, et recommençant chaque fois que la gelée les soulevait. Il se livrait à toutes sortes d'excentricités : un jour, il veut aller labourer au clair de lune sous prétexte qu'il faisait trop chaud pendant la journée : une autre fois, il arrache un buisson qui limitait une propriété qui le gênait ; pour qu'on n'y vit rien, il fit une fosse profonde, et enterra les branches qu'il avait coupées. Il entrait dans de violentes colères quand ses maîtres lui parlaient sur un ton ironique et grossier.

Un jour, l'un d'eux, le maire du village, lui donne un ordre qu'il refuse avec ostentation d'exécuter. Il avait souvent de ces entêtements invincibles, travaillant presque toujours par caprice. — « Tu as donc tes volontés, lui dit le maître — Certainement ! — Alors même les ch... !! » — Cette apostrophe que les paysans emploient fréquemment le blessa vivement. « Un maire parler ainsi à son serviteur, disait-il, c'est une honte ! »

Souvent il passait des journées entières à chanter le *Dies iræ* ou les psaumes de la pénitence. Ce n'est pas tout. Il était amoureux. Au lieu de tourner son amour vers quelque fille humble et pauvre comme lui, il songea à la fille d'un gros fermier du village. Naturellement ses prétentions furent accueillies par des facéties et tout le village railla son amour ; rien n'y fit, les sarcasmes des autres jeunes gens, les rebuffades et les plaisanteries cruelles de la jeune fille qui se moquait ouvertement de lui ne purent l'en détacher. « Je l'aimais déjà, disait il souvent, alors qu'elle était au sein de sa mère, et celle-ci ignorait encore le fruit qu'elle portait. Il espérait toujours vaincre la froideur de celle qu'il aimait, la poursuivant de ses déclarations sentimentales qui la faisaient tordre de rire. Un jour son maître l'envoya porter une lettre au père de cette jeune fille. Au lieu de la remettre simplement au père, il s'approcha de la demoiselle, s'agenouilla pour baiser le bas de sa robe, et comme les chevaliers servants du Moyen Age, déposer la missive sur ses genoux. La sœur de celle-ci prit un seau plein d'eau et le versa sur le dos de l'amoureux aux éclats de rire des assistants. Quand il rentra tout trempé chez son maître, celui-ci se doutant de ce qui s'était passé lui dit en riant : « Il pleut donc ? — Non, maître, répondit-il tristement, et vous le savez bien, mais je l'aime toujours. » — C'est bien là l'érotomane que rien ne rebute.

Observation XII

(Legrand du Saulle, *La Folie devant les Tribunaux.*)

« François-Antoine Ferrand, commis drapier, âgé de 18 ans tomba éperdument amoureux d'une jeune ouvrière connue sous le nom de Mariette. L'affection fut mutuelle ; les intentions *restèrent pures.* Les familles s'opposèrent au mariage, et Mariette, menacée d'être conduite au couvent des dames de St-Michel, si elle ne rompait avec Ferrand et n'épousait un sieur Roux, déclara qu'elle ne consentirait pas à se séparer de l'homme qu'elle aimait et qu'elle préférait plutôt mourir.

Ferrand et Mariette, bien convaincus de l'opposition formelle de leurs parents, se donnèrent un dernier rendez-vous pour en finir. Après avoir froidement arrêté toutes les dispositions de leur fin tragique, ils se rendirent ensemble à 11 heures du soir dans le bois de la Groue, près Chars, et après des adieux touchants et des scènes émouvantes d'attendrissement : « Mariette me rappela, dit Ferrand, la promesse que je lui avais faite de ne rien lui refuser. Mariette voulait être frappée en dormant, mais elle ne put s'endormir. Elle m'a dit de lui tirer un coup de pistolet ; j'ai balancé longtemps, mes deux pistolets étaient chargés, il y en avait un pour elle et l'autre pour moi. Je lui ai tiré un coup de pistolet dans la tête qui n'a fait que l'étourdir ; elle m'a engagé à lui en tirer un second. Je ne voulais plus la frapper. Alors je lui dis : « Demain matin à 8 heures je te remettrai dans la voiture. » Je voulais mourir seul. Mais elle a persisté, et je lui ai tiré un second coup de pistolet dans la tête. Je l'ai crue morte. Je l'ai prise sur mon épaule pour la descendre dans le bas du bois. Je me suis arrêté une fois et je l'ai déposée à terre, où elle est restée cinq minutes. Je l'ai chargée de nouveau sur mes épaules et je l'ai portée à l'endroit où elle a été trouvée. C'est vers 4 heures du matin que cela est arrivé. Lorsqu'elle a été déposée à terre pour la deuxième fois, je me suis aperçu qu'elle n'était pas morte.

Elle paraissait beaucoup souffrir, elle me disait : « Achève-moi ! Achève moi. »

Ferrand plongea alors un couteau poignard dans le sein de Mariette, puis il se trouva mal ; ne reprit connaissance qu'au grand jour et voulut se tuer. « Je suis remonté en haut du bois pour reprendre mes pistolets qui y étaient restés. Je suis redescendu. J'ai accroché ma chemise à une branche de pommier, je m'y suis pendu par le cou, je me suis tiré un coup de pistolet dans la bouche. La détonation m'a fait tomber sur le bord du fossé sans connaissance.

« J'étais, lorsque je repris connaissance, à quarante pas de Mariette. Je voulus lui arracher le poignard pour m'en frapper, mais elle le serrait si fortement que je ne pus l'arracher de sa main. J'ai voulu faire usage des pistolets, mais le froid, la souffrance m'avaient saisi ; il m'a été impossible de recharger mes armes. Je connaissais dans le ruisseau qui était près de là un endroit très profond, j'y allai, lorsque j'aperçus deux hommes. Je me détournai alors, et après avoir ôté ma redingote, mis mes deux mains dans le gousset de mon pantalon, je me précipitai dans le ruisseau à l'endroit même où je me trouvai. »

Ferrand fut trouvé là et mis en état d'arrestation.

Devant la Cour d'assises de Seine-et-Oise, le docteur Peyron fut interrogé sur l'état où se trouvait l'accusé peu de temps après l'événement. « Ferrand, dit-il, semblait avoir perdu toute conscience de sa situation ; il écoutait sans entendre ; il regardait sans voir ; ce ne fut qu'au moment où le juge de paix me demanda si la jeune fille n'était pas enceinte qu'un indicible mouvement d'indignation illumina son regard. Puis il retomba dans l'abattement. Plus tard il demanda par signes de l'eau pour laver ses plaies, puis quelques aliments qu'il ne put prendre. Les docteurs Peyron, Bastide, David et Deslions affirmèrent devant la Cour que l'infortunée Mariette était morte avec tous les caractères révélateurs de la virginité. Ferrand fut acquitté.

Observation XIII

(Extraite d'un rapport médico-légal de M. le docteur P. Garnier, en date du 30 mai 1889.)

(P. Garnier, *La Folie à Paris*)

Mlle X..., âgée de trente-quatre ans, sans profession, appartient à une famille des plus honorables, qui a depuis longtemps eu fort à souffrir de la singularité de ses tendances, de l'excentricité de ses allures. De quatre enfants, Mlle X... paraît être seule à manifester des instincts anormaux. On ne cite pas de cas de folie dans la famille, mais sa mère est d'un tempérament nerveux très accusé et d'une impressionnabilité excessive.

Mlle X... est petite, brune, de physionomie douce et intelligente, ses traits sont réguliers, on ne remarque aucune malformation, dans la structure cranio-faciale. Née avec des dispositions névropathiques très accentuées, Mlle X... a eu une enfance délicate. Nature douce et aimante, elle est en même temps fantasque et mobile, prompte aux enthousiasmes irréfléchis, bientôt suivis d'un revirement total. A l'époque de l'évolution de sa puberté, à quinze ans, sa constitution névropathique se dessine davantage. Des attaques nerveuses se déclarent. A vingt ans, elle manifeste un grand zèle religieux, et dominée par une véritable exaltation mystique, elle sollicite pour entrer dans un couvent. On fut sans doute frappé de tout ce qu'il y avait de dispositions maladives dans cette prétendue vocation religieuse, car on évita de faire droit à ses demandes réitérées.

Quelques années plus tard, des accidents nerveux de nature hystérique la tinrent alitée pendant plusieurs mois.

Elle eut une contracture rebelle de la hanche gauche, simulant une coxalgie. On lui fit suivre un traitement hydrothérapique prolongé, grâce auquel les accidents nerveux s'amendèrent progressivement. Mais Mlle X... restait, au moral, une personne d'allures insolites, sujette à des bizarreries nombreuses, à des impulsions étranges et irrésistibles.

Quoi qu'il en soit, l'anomalie de ses penchants devait s'affirmer bientôt par le plus singulier des entraînements, par toute une série d'actes qui dénoncent le désordre de l'esprit et se rapportent à un type morbide bien connu en pathologie mentale.

En 1885, Mlle X..., que ses idées mystiques avaient éloignée du mariage, se sentit tout à coup irrésistiblement attirée vers un jeune Levantin de 19 ans. Elle s'intéresse à cet étranger dont la famille est au loin, et semble, selon elle, le délaisser. Elle est séduite par cet air de nonchalance et de mélancolie qu'elle trouve dans ce fils de l'Orient. Tout la charme, l'isolement dans lequel il est, sa paresse native, son attitude rêveuse et alanguie, ses dehors de molle insouciance. Elle fait naître les occasions d'entrevues, elle sollicite les confidences du jeune homme, et à son tour lui livre le secret de son cœur. Elle lui avoue son affection où il y a, dit-elle, la tendresse d'une sœur exceptionnellement aimante. Elle lui assure qu'elle sera sa protectrice, elle remplacera une famille qui l'oublie ou le traite avec trop de sévérité, ne comprenant pas son vrai caractère et ne sachant pas pardonner aux faiblesses bien excusables d'un jeune homme de 20 ans.

Les parents de Mlle X... s'étaient aperçus des assiduités de leur fille auprès du jeune homme ; ils lui firent des remontrances bien naturelles mais se heurtèrent à une résistance que rien ne put faire fléchir. Ce ne fut pour elle que prétexte à multiplier ses preuves de tendresse. Les relations continuent entre la jeune fille et X..., relations où, *sans l'intervention d'aucun lien physique*, l'une se donne tout entière, prodiguant les manifestations du plus ardent dévouement, tandis que l'autre reste froid et indifférent, se bornant à tirer parti d'une situation qui n'était pas dépourvue, pour lui, d'avantages matériels.

Mlle X... commença à prélever sur ses économies, pour

fournir de l'argent de poche à « son adoré » qui trouve tout naturel d'accepter les largesses de cette jeune fille affolée de lui. Bientôt cet argent fut épuisé. Cependant elle est prête à tout pour que celui qu'elle aime ne manque de rien et ait de quoi se livrer à ses plaisirs, entretenir des maîtresses dont elle n'est nullement jalouse. Dans son amour dégagé de toute appétition charnelle, elle va même jusqu'à lui choisir ses maîtresses, et lui propose un jour de prendre à ce titre sa femme de chambre qu'elle catéchise à cet effet. A bout de ressources, Mlle X... fait appel à la ruse, au mensonge, au vol, pour se procurer l'argent dont X... a besoin, argent qu'il s'est promptement habitué, d'ailleurs, à réclamer impérativement.

La jeune fille met au pillage la maison de ses parents : elle emporte le vin, les liqueurs, le linge, etc., et remet le tout au jeune homme. Elle parcourt les magasins, y fait des commandes exagérées, et quand ses marchandises sont au domicile de ses parents, son premier soin est de les vendre et de donner l'argent à X...

Grâce à ces subsides, celui-ci mène joyeuse vie et se refuse à retourner dans sa ville natale où sa famille le rappelle. A la longue on parvint cependant a lui faire quitter Paris et les parents de Mlle X... purent croire que tout était fini. Il n'en fut rien. Une correspondance assidue s'établit entre la jeune fille et X..., qui ne cesse d'écrire qu'il est malheureux, qu'il manque de tout ; il réclame des effets, insiste sur la coupe du pardessus qu'il désire, décrit minutieusement les objets dont il demande l'envoi, gourmande sa correspondante de ne pas exécuter tous ses ordres avec l'empressement qu'il souhaiterait. En réalité, celle-ci fait tout ce qu'elle peut et expédie des ballots. Mais elle finit par se trouver à court. Elle invente mille expédients pour se procurer de l'argent. Dans son égarement, Mlle X... n'a pas un instant l'idée qu'on l'exploite indignement. Elle voudrait pouvoir faire plus, voilà tout. Et quand il lui écrit sur un ton de méchante humeur : « Je n'ai pas encore reçu les trois cents francs que je t'ai demandés, qu'attends-tu pour me les envoyer ? » sans accompagner sa réclamation non pas seulement de termes affectueux, mais pas même d'une formule polie, elle ne songe qu'à l'impatience de celui qu'elle idolâtre et aux moyens de lui donner satisfaction.

Les choses en étaient là, lorsqu'un jeune frère de X... fut à son tour envoyé à Paris pour y faire ses études de médecine. Il est mis au courant de la situation par son aîné qui rêve de se faire donner une forte somme par celle qui est l'esclave de ses désirs. Il est chargé de s'entendre avec elle pour mener les choses le plus rapidement possible. Mlle X... voit ce messager et s'éprend aussitôt de lui, comme elle s'était éprise du frère, dont elle trouve qu'il est la véritable image. C'est un adolescent de dix-huit ans qu'elle va combler de ses prévenances. Elle reporte sur lui toute la vivacité de son platonique et ardent amour. Il lui paraît malheureux et intéressant, elle lui promet de faire en sa faveur tout ce qu'elle a déjà fait pour son aîné ; elle écoute moins les appels de plus en plus pressants, cependant, qui lui arrivent de son premier amant, et se dévoue, dès lors, au nouveau venu. C'est à lui, désormais, qu'elle distribue argent, provisions, vêtements ; c'est pour lui qu'elle se dévoue ; c'est pour lui qu'elle se dépouille de ses bijoux. Elle sait que ceux-ci doivent servir à parer la maîtresse avec qui X... habite. Cette considération n'est pas pour arrêter l'amante mystique, dont le seul et unique souci est de procurer une satisfaction à celui dont elle est chastement éprise.

Un jour arrive où, à bout de ressources, ayant épuisé tous les expédients pour se procurer de l'argent, désolée à l'idée que le jeune X... peut être malheureux, elle n'aperçoit plus que le vol comme moyen de lui venir en aide. Alors commence dans les magasins de nouveautés cette série de larcins qui devaient amener à la longue son arrestation. Le 23 mai, Mlle X... était surprise au Bon-Marché en flagrant délit de vol ; elle venait de dérober un pantalon au rayon des vêtements pour hommes, et essayait de le dissimuler sous son châle. Conduite au commissariat de police, elle avoue que depuis longtemps elle a pris l'habitude de voler dans les magasins pour entretenir un jeune homme qu'elle aime tendrement, mais purement.

On fit une perquisition chez X... ; elle fit découvrir un grand nombre d'objets apportés par la jeune fille : bijoux, effets d'homme, vêtements de femme, etc... Parmi ces derniers était un corsage dérobé la veille par Mlle X..., et que la fille Mathilde M..., maîtresse du jeune homme, avait déjà démonté pour l'ajuster à sa taille.

Dans les jours qui suivirent son arrestation, Mlle X... montra le plus grand désarroi intellectuel et moral. Elle ne se rend pas compte de la situation ; elle se plaint avant tout de sa famille ; elle écrit à des amis pour qu'on vienne la délivrer, se prétendant victime de la cruauté de ses parents. « Je ne suis enfermée, écrit elle, qu'à cause des injustices criantes et répétées de toute ma famille du diable qui marche à pieds joints sur tous les sentiments du cœur, pour arriver à vous exaspérer et à vous faire commettre des choses que la loi condamne. » Puis elle essaye de renseigner *son adoré* sur ce qui est arrivé, lui disant que son mariage avec lui peut seul désormais aplanir toutes les difficultés. Elle le prie de ne pas se tourmenter en lui faisant remarquer que le mariage la mettra en possession de cinquante mille francs, le montant de sa dot.

Lorsque nous la voyons pour la première fois, son exaltation s'est un peu calmée. Mais son trouble émotionnel est encore très accentué. Ce qui apparaît tout de suite dans la conversation de Mlle X..., c'est le caractère puéril des idées. Cette personne de 31 ans, instruite, entourée des meilleurs exemples, élevée dans d'excellents principes de morale, et pourvue d'une éducation relativement supérieure, offre les plus singulières anomalies de la sensibilité morale et affective. Elle a, avec cela, le discernement d'un enfant, et non celui d'une femme de son âge et de son instruction. Son esprit, brillant par certains côtés, mais tout en lacunes par d'autres, ne parvient pas à saisir ce qu'il y a d'étrange dans les relations qui ont existé entre elles et les deux frères X... Son aveuglement ne s'est pas dissipé et elle n'a que des paroles douces et tendres à leur adresse.

C'est avec un visible plaisir, et en termes enthousiastes qu'elle nous dépeint les qualités physiques et morales des deux jeunes gens. Elle paraît ne pas comprendre lorsqu'on s'exprime avec une juste sévérité sur leur conduite : « Ils étaient, réplique-t-elle, si intéressants, si bien faits pour attirer la sympathie, avec leur nature indolente de l'Orient ; le tempérament flegmatique les disposait à la paresse ; leur jeunesse leur a fait commettre des étourderies. Ils se sont laissés entraîner par les passions de leur âge. Tout cela est bien pardonnable. Je les aimais bien, et j'ai été pour eux, dans leur isolement, une sœur dévouée ; une mère. Mon affection est toujours restée pure ; je ne voulais que leur bonheur. Malheureusement l'argent m'a fait défaut. Mes parents, très durs pour moi en cette circonstance, ne voulaient plus rien m'accorder. Cette détresse me bouleversa au point de me faire perdre toute conscience du droit des gens. Je me disais, dans mon exaspération, que ce que les gens riches ne voulaient pas faire, d'autres le feraient sans le savoir ; et voilà pourquoi je commençai cette série de vols dans le riche magasin Boucicault, ce qui aujourd'hui, revenue à la saine raison, me paraît irréparable. O dureté de l'existence !! O tristesse de la vie !! Où conduis-tu ? Tu troubles la lumière morale des esprits les mieux disposés à bien faire et des hauteurs du cœur les plus élevés, tu jettes dans les abîmes de l'obscurité de la conscience, des gens honnis de la société. »

« Voilà comment, avec les aspirations les plus honnêtes d'un cœur aimant de femme, je suis tombée à ruiner d'un coup et mon honneur, et ma réputation sociale. »

Dans tous les entretiens que nous avons eus avec Mlle X..., elle nous a constamment affirmé que ses relations avec les frères X... étaient toujours restées pures, et tout semble attester en effet que cette déclaration formelle, émise avec un grand accent de sincérité, n'est pas contraire à la vérité. D'après les renseignements recueillis par l'enquête. Mlle X... était connue comme une personne aux allures quelque peu mystérieuses et excentriques, venant déposer chaque jour dans la loge du concierge de la maison habitée par X... des plis, des paquets à l'adresse de ce dernier. On n'a jamais surpris entre eux une cohabitation suspecte. D'ailleurs le jeune X... avait sa maîtresse, et les largesses de Mlle X... semblaient destinées au couple, puisqu'elle apportait aussi des vêtements de femme, des bijoux, etc., dont se parait la fille Mathilde M...

Au sujet de ce point particulier, l'examen de sa correspondance est fort démonstratif. L'instruction a fait saisir au domicile de X... des lettres comme celle-ci : « Petit frère tant aimé, tu ne viens pas ! Quel chagrin pour moi ! Je te baise ! Je te presse sur mon cœur, et je te pardonne tes froideurs afin que tu n'aies pas peur de revenir à moi. Laisse-moi donc un mot d'amour filial et fraternel. Va au 168 chercher un paquet pour toi. Maintenant, si tu veux les vêtements de femme, prends-les aussi. Ta sœur aimante et passionnée, etc. » Dans une autre lettre, elle lui dit : « Mon cher petit, reviens sans peur, car mon cœur est ouvert pour toi, de manière à ne jamais t'effrayer, même si tu *as* des torts, parce que je t'aime infiniment, et que je sais, par expérience, comme c'est difficile de lutter contre les passions mauvaises. Je te presse sur mon sein maternel, enfant prodigue, et je te bénis. Ta petite mère, etc... » Elle l'appelle ailleurs « son bébé gâté », le compare à un enfant qui repose dans son berceau entouré de fleurs et de rubans bleus, dont une mère joyeuse épie tous les mouvements, et elle termine ainsi : « Laisse-moi, *chéri chéri*, jouir auprès de toi de tous les plaisirs du cœur légitimement conquis par l'amour laborieux d'une sœur mère. — Ta petite, etc... »

Ce langage étrange, mélange de déclarations d'une amante passionnée, de protestations dévouées d'une sœur, de tendresses d'une mère, elle l'avait déjà tenu au frère aîné ; le second ne s'en montrait pas plus touché que le premier. Nous avons eu sous les yeux de nombreuses lettres que celui-ci lui adressait.

Toutes ou à peu près ont pour but d'obtenir soit de l'argent, soit des effets. Il ne s'attarde pas en compliments, ne parle jamais qu'affaires, ou ne s'occupe que d'avoir des renseignements sur telle ou telle de ses anciennes maîtresses. Lorsqu'il est de mauvaise humeur, c'est-à-dire lorsqu'il n'a pas reçu tout ce qu'il a demandé, il gourmande Mlle X... comme une servante et répond à ses protestations de tendresses : « Oui, oui ! c'est entendu, tu m'aimes ! mais en voilà assez ! Ecoute donc plutôt ce que je te dis. Je n'ai pas reçu le tricot rouge et le tricot rayé ! Je suis très mécontent ! tu te moques de mes commissions maintenant ! » Mlle X... se fait humble, caressante plus que jamais ; elle répond : « Oh ! écris-moi tout ce que tu as sur le cœur ! des sottises même ! j'aime mieux recevoir tes colères que de voir ton indifférence. Je te défie de trouver une femme qui t'aime plus ardemment que moi ! Je suis trop âgée pour toi, peut être, mais puisque nous ne pouvons être que frère et sœur, que t'importe ! Laisse-toi donc aimer par ton amie, qui t'aime plus qu'une sœur. Tu es mon premier amour... J'ai fait quelques économies pour toi, etc... » Ce qui caractérise mieux que tout encore la nature de l'affection de Mlle X..., ce qui atteste son absolu désintéressement de l'amour physique, la limitation de sa tendresse à la sphère idéale, c'est le passage suivant de l'une de ses lettres en réponse à l'aîné des frères X... qui lui commande de s'informer des faits et gestes d'une nommée Jeanne, son ancienne maîtresse, du nom de son nouvel amant, etc., etc.

« Je pense souvent à elle, écrit Mlle X..., l'autre jour, j'ai voulu passer devant ses fenêtres, en espérant la voir, car penser à elle, la voir, c'est me rapprocher de toi. Je t'ai vu tant l'aimer qu'elle a pris quelque chose de toi. »

D'ailleurs, X... est si assuré du renoncement charnel de son amante mystique, qu'il ne craint pas de lui décrire ses sensations avec les filles de joie qu'il a connues à Paris. Il lui demande de lui conserver, pour son retour prochain, sa femme de chambre, déjà mise par elle à sa disposition, pendant son séjour dans la capitale ! « Mèneras-tu, dit-il, cette affaire à bien ? Louise voudra-t-elle m'attendre ? Je la crois un peu trop sensuelle ! Enfin je vais lui écrire ! » Nous avons tenu à entrer dans tous ces longs détails car la déviation morale que nous étudions ici ne peut s'apprécier dans toute son étendue que si elle est minutieusement décrite. C'est alors seulement qu'elle acquiert toute la valeur d'une observation clinique.

Ainsi exposé, l'état moral de Mlle X... apparaît sous sa véritable modalité morbide.

Bien que des cas analogues ne soient pas des plus communs dans la science, ils y occupent cependant une place connue, à contours assez nets et précis.

Sur un fond de déséquilibration originelle qui est le terrain favorable à la production des obsessions et impulsions pathologiques, se développe un jour une étrange attraction où la raison cède tous ses droits devant une sentimentalité maladive.

Dans cet entraînement qui pousse ce déséquilibré, ce dégénéré, comme on l'appelle scientifiquement, vers l'objet de son adoration, il ne faut pas chercher le stimulant de l'appétition charnelle, la sollicitation naturelle et instinctive qui rapproche les sexes. L'aspiration s'affranchit de toute matérialité dans l'amour et plane dans le vague des tendresses mystiques. Les individus que l'on est convenu d'appeler des érotomanes sont loin de représenter l'excès dans la sphère du fonctionnement génital. Ils représentent plutôt le *défaut*, allant souvent jusqu'à l'absence totale de l'appétition génésique.

Au moral, ce sont des ardents, des incandescents ; au physique des indifférents, des frigides, le plus ordinairement. Où il semblait tout d'abord qu'on allait rencontrer tout le dévergondage des passions sexuelles surexcitées, on ne trouve que les égarements de la sensibilité morale et affective, les rêves bizarres de l'union mystique.

Il est certain en effet que dans les cas types, la sollicitation attractive est tout idéale et que l'idée de la cohabitation est en quelque sorte répulsive pour ces êtres maladivement épris dont les aspirations se renferment dans le domaine du pur platonisme. Nous n'hésitons pas à ranger Mlle X... dans cette catégorie des érotomanes et nous pensons que ses relations avec les frères X... ont bien été exemptes, ainsi qu'elle l'affirme, de toute attache physique. Elle a été, selon toute apparence, la « *sœur mère* » qui s'effaçait non seulement devant les maîtresses de ces deux jeunes gens, mais allait encore, sous l'impulsion d'une tendresse cherchant ailleurs ses satisfactions, jusqu'à favoriser et à encourager les liaisons que l'on sait, liaisons où ses deux amants mystiques trouvaient ce qu'il n'était pas dans son tempérament de leur donner.

Pour combler un seul de leur désir, elle s'est toujours montrée prête à tout, et l'obsession qui la domine lui indique le vol comme seul moyen de leur venir en aide, et de leur permettre d'entretenir et de parer leurs maîtresses, rien ne la décourage, rien ne la révolte. Elle accepte avec une complète aberration du sens moral les situations les plus humiliantes, les compromis les plus suspects. Elle demande seulement qu'on se laisse aimer, se déclarant prête à recevoir des injures de ce frère chéri ! Elle est celle qui donne, et en même temps elle est l'esclave soumise, n'aspirant qu'à fournir de nouvelles preuves du plus absolu dévouement et ne rêvant pas un autre rôle.

Nous lui demandons un jour si sa proposition de mariage faite à l'un des frères X..., au lendemain de son arrestation, était l'expression de ses désirs les plus vifs, au point de vue d'une union plus étroite et plus complète. Elle nous répondit simplement : « Je ne vois dans le mariage avec lui qu'une seule conséquence, que mes parents seraient obligés de me donner une dot ; avec cet argent il serait remis à flot ; mais je ne puis être pour lui qu'une sœur, malgré tout mon amour. »

Mlle X... n'a pas cessé, depuis que nous l'observons, de montrer les dispositions les plus bizarres, les allures les plus singulières. Tour à tour déprimée et exaltée, inquiète et confiante, elle témoigne d'une extrême mobilité des idées, des sentiments et des penchants. Elle n'a pas eu d'attaque d'hystérie et elle n'offre présentement aucun des phénomènes caractéristiques de cette névrose. On pourrait dire que son hystérie est actuellement plutôt morale que physique. Mais telle qu'elle est, c'est une *malade* à laquelle nous ne croyons pas qu'on puisse demander compte de sa conduite. Celle-ci est en effet sous la dépendance étroite d'une obsession pathologique. Mlle X... est classée parmi les dégénérées dont certaines facultés plus ou moins actives et brillantes ne peuvent faire méconnaître l'infériorité mentale très réelle.

Nous estimons donc que c'est une irresponsable qui a besoin d'être surveillée et traitée. Si sa famille n'était pas en mesure de prendre vis-à-vis d'elle les précautions nécessitées par l'extravagance de ses idées, l'anomalie de ses tendances, il nous paraîtrait indispensable que Mlle X... fût placée dans une maison de santé.

Observation XIV

(Inédite, personnelle. Infirmerie spéciale de la Préfecture de police, service de M. le docteur P. Garnier.)

Mlle J... a actuellement trente-quatre ans. Nous ne savons rien de ses antécédents héréditaires ou personnels. C'est une nature très affective, très impressionnable, s'exaltant facilement, présentant tous les stigmates psychiques de la dégénérescence mentale, au point de vue de la déséquilibation des facultés affectives et volontaires. Au point de vue de l'intelligence, elle est plutôt remarquable. Elle a fait de bonnes études, a obtenu des diplômes, et, à l'époque où remonte le début de son délire (1893-94), elle était professeur dans un lycée de jeunes filles en province.

Le motif qui la fait amener en présence de M. le docteur Garnier, à l'Infirmerie spéciale, est un acte étrange, insensé, résultat de ses idées délirantes, obsédantes et impulsives, érotomaniaques. Au mois de février 1900, elle arrive subitement à

Paris, se présente à l'Elysée, et demande M. X... On lui répond qu'il n'est pas là. Elle déclare qu'elle ne quittera pas Paris sans l'avoir vu. Son état d'exaltation, son insistance particulière, ses menaces firent comprendre qu'elle devait être sous l'influence d'une idée fortement obsédante qui annihilait sa volonté et pouvait la rendre dangereuse. On crut prudent d'employer la douceur. On lui persuade donc de revenir le lendemain, lui affirmant que M. X... y sera. Elle revient à l'heure indiquée, et, sous un prétexte quelconque, on la fait monter en fiacre et on la dirige sur l'Infirmerie spéciale.

Ces natures débiles sont fort expansives. Il n'est pas rare que l'on obtienne d'elles de longues confidences, non seulement orales, mais écrites. Le docteur Garnier la pria de rédiger son histoire, ce qu'elle ne demanda pas mieux que de faire. Dans un long mémoire elle étale sa vie entière, raconte ses aventures, ses idées et conceptions délirantes; les incidents de son existence qui en ont découlé. Cette longue confession est émaillée de réflexions vraiment extraordinaires. C'est le tableau fidèle de l'érotomane, avec son obsession, ses façons d'interpréter les faits et gestes de l'objet aimé, toujours dans le sens du roman qu'il s'est créé, même quand ces faits sont en contradiction formelle avec lui. Cette ingéniosité à donner à tout une explication favorable se retrouve là d'une façon remarquable. Loin de le désillusionner, les contradictions, les agissements opposés de l'être aimé, l'insistance qu'il met à fuir, à éviter son amoureux persécuteur, ne font que confirmer celui-ci dans ses idées délirantes. « C'est pour donner le change », ou bien : « C'est pour me mettre à l'épreuve ». Voilà l'explication. C'est à ce long mémoire que nous empruntons une grande partie du récit qui va suivre.

En 1893, Mlle J..., était professeur dans un collège de jeunes filles en province. Lors d'une visite officielle à ce collège, elle se croit remarquée avec une insistance particulière par M. X..., qui exerçait dans la ville de hautes fonctions. Cette insistance la froisse d'abord, elle s'en plaint. Mais au même moment

M. X..., ayant quitté la ville pour prendre un nouveau poste à Paris, ce départ la trouble. Elle se dit qu'elle n'y est pas étrangère.

En lisant un roman paru peu après, elle croit se reconnaître dans l'héroïne. C'est donc à elle que s'adressent certaines protestations d'amour. Mais qui peut user de ce stratagème pour lui exprimer ses sentiments ? Nul doute ! C'est M. X... qui, sous un pseudonyme est l'auteur réel de ce roman. Dès lors l'idée obsédante se fixe dans ce cerveau qu'elle n'a jamais quitté depuis. Cette idée, d'être aimée, la poursuit sans cesse. Le jour, la nuit elle y pense. Elle se dit qu'elle ne doit pas se désintéresser d'un tel amour. Elle a déjà du reste beaucoup de sympathie pour M. X... Un pas de plus : cette sympathie devient une passion, un délire.

Alors commence une correspondance qui n'a pas encore cessé. Dans ces premières lettres, toutefois, à côté de celles où la passion parle seule, il en est d'autres où elle met en doute la sincérité des sentiments de M. X... Plus tard elle regrettera celles-ci, qu'elle avoue être très sévères ; elle se rend compte qu'avec de telles lettres, M. X... peut lui aussi se demander si elle est sincère, et ne pouvant en être sûr, il la fuit toujours, préférant faire le sacrifice de son bonheur, plutôt que de s'exposer à ne pas voir son amour partagé.

Comme elle sait que les lettres ne suffisent pas à démontrer des sentiments très vifs, ce qu'il faut c'est une entrevue, où chacun s'explique. Cette entrevue, elle la sollicite déjà. Il ne peut pas la lui refuser, puisqu'il l'aime, elle le sait. Tous les prétextes qu'il prend pour l'éviter s'expliquent très bien par ce fait qu'il a peur de se troubler en sa présence et de trahir un sentiment qu'il s'est fait un devoir de cacher.

« Le cher aimé » ne répondant pas, elle arrive un beau jour à Paris et se rend à l'Hôtel de Ville, au bureau de M. X... Là, elle le voit ; elle va donc pouvoir s'expliquer. Mais par une étrange fatalité elle reste timide et ne peut rien dire. L'entrevue n'aboutit pas à l'explication désirée. C'était à recommencer.

Elle en revient toutefois avec cette impression que M. X... n'avait, dans cette entrevue, été aussi froid et aussi réservé que parce qu'il tâchait par là de dissimuler le trouble réel qu'il avait en sa présence. Donc il l'aime réellement.

Plus tard, réfléchissant sur cette entrevue, elle accusera M. X... d'avoir compliqué la situation où elle se trouve par sa duplicité manifeste et par ses mots à double sens, alors qu'il aurait pu, dit-elle, s'il avait voulu, provoquer l'explication que sa timidité à elle l'empêchait de provoquer elle-même.

Mais même dans ces récriminations, elle aura le mot de regret d'avoir peut être elle aussi, par un malentendu, par une timidité qu'elle déplore, entravé son bonheur au point qu'il soit désormais impossible de le réaliser.

Elle revient de Paris désespérée et reprend ses fonctions. Mais l'idée obsédante ne la quitte pas. La première entrevue étant inutile, il faut une entrevue décisive. Elle écrit de nouveau à M. X..., puis, à l'époque des vacances (août 1894), elle revient une deuxième fois à Paris. M. X... n'étant pas à son bureau, elle se rend chez lui. On lui dit qu'il est absent. Elle s'assied alors tranquillement sur les marches de l'escalier espérant toujours le voir rentrer. Un visiteur arrive, et est reçu. M. X... est donc chez lui. Elle ne partira pas sans l'avoir vu.

Mais elle a compté sans sa timidité. En entendant M. X... reconduire le visiteur, elle est troublée ; M. X..., la voyant là, s'agace et lui dit brutalement que ce n'est pas lui qui a écrit le roman, qu'elle aille voir le véritable auteur. Cette nouvelle entrevue n'aboutit donc pas plus que la première. Profondément ébranlée, Mlle J... revient chez elle. M. X... avertit ses parents et avertit aussi la directrice du collège où elle enseignait. On décide de la faire examiner. Le docteur L..., de la faculté de Lille, la fait entrer à l'hôpital, mais au bout de cinq semaines il se voit obligé de la diriger sur un asile voisin. Mlle X... proteste contre cet internement. Elle manifeste aussitôt des idées de persécution ; elle fait des reproches à tout le monde ; elle se dit être victime d'un complot ourdi par M. X... Les parents, sa directrice, le docteur L... en sont les complices. Quant au directeur de l'asile, elle lui reproche de l'avoir gardée sans l'examiner. « C'est l'orgueil qui le faisait agir, dit-elle, il pensait sans doute avoir la gloire de guérir une malade dont le docteur L... n'avait pu modifier l'état. »

Elle reste deux mois dans cet asile, protestant toujours, reprochant à M. X..., qui n'avait qu'un mot à dire pour la délivrer, de ne pas dire ce mot, qui avait un moyen de la guérir, l'entrevue, de ne pas lui accorder cette entrevue. Elle lui reproche en outre de la calomnier, de lui faire perdre sa place, son gagne-pain. Les observations de sa famille ne font que l'exaspérer davantage. Elle sait que M. X... l'aime ; elle ne comprend donc pas qu'on lui dise le contraire. Que M. X... lui accorde l'entrevue demandée et lui dise de sa propre bouche qu'il ne l'aime pas, elle le croira, lui, sinon non! Il la fuit, il ne veut pas la voir, mais c'est la meilleure preuve de son amour, c'est parce qu'il a peur de se trahir. Il l'a fait interner ; il lui a fait perdre sa place, mais c'est pour la soumettre à l'épreuve. Elle sortira de cette épreuve plus digne de lui, et il faudra bien qu'il la croie en voyant avec quel bonheur elle se soumet à cette épreuve. Elle a confiance en lui : cette confiance est inébranlable. Aucune humiliation, aucune dénégation ne la fera varier.

Du reste, en agissant ainsi vis-à-vis d'elle, M. X... se constitue le bourreau de lui-même; il se brise lui-même le cœur pour la repousser.

Sortie de l'asile, Mlle J... rentre chez ses parents. Pendant ce temps, M. X..., appelé à un poste important assez loin de Paris avait quitté Paris. Mlle J..., non guérie, proie d'autant plus facile de son obsession que maintenant, n'exerçant plus de profession, elle n'a plus l'esprit détourné par celle-ci, se dit que l'entrevue décisive doit avoir lieu dans le plus bref délai. Qu'importe la distance! « Résolue, dit elle, d'aller jusqu'au bout du monde s'il le faut », elle quitte brusquement sa famille et débarque un beau matin dans la ville où M. X... avait pris possession de ses nouvelles et hautes fonctions.

Par hasard ce dernier se trouvait momentanément à Paris, où il s'occupait de son prochain mariage. Mlle J... apprend cette nouvelle, elle s'en montre indignée; mais elle n'y croit pas. Elle ne voit là-dedans qu'un subterfuge employé par M. X... pour l'éloigner de lui ou pour faire durer son épreuve plus longtemps. « La réponse la plus claire de M. X... à mon voyage, dit-elle, *c'est la publication de son pseudo-mariage*. Il prenait là une peine bien inutile. Plus d'un an auparavant, j'avais nettement affirmé que je ne croirais jamais à ce mariage dont on parlait déjà. M. X..., ajoute-t-elle, ne pouvait décemment se marier sans avoir rompu avec moi par le seul moyen efficace, les explications verbales. »

Et comme M. X..., étant donné l'insistance et les poursuites incessantes de Mlle J..., avait cru prudent d'informer les parents qu'il se mariait, et qu'ils aient à veiller sur leur fille, elle reproche à son père la faiblesse qu'il a eue de ne pas avoir saisi cette occasion unique, dit-elle, pour exiger de M. X... l'entrevue tant désirée. Convaincue de la non-existence de ce mariage, et voulant voir son « maître adoré », elle quitte la ville où elle se trouvait et revient à Paris. Comme la dernière fois il lui avait dit de se rendre chez le véritable auteur du roman, elle va chez ce dernier afin de voir s'il est différent de M. X... Là elle s'assoit encore dans l'escalier, mais attendant trop longtemps elle repart. Plus tard, M. X... ayant dit l'avoir vue dans son escalier, elle oublie que cela lui était arrivé chez M. X...; elle croit qu'il parlait de l'escalier du romancier. Mais alors, s'il l'a vue ce jour-là, c'est que le romancier et lui ne font qu'un. Donc il l'aime !!

N'ayant pu encore obtenir son entrevue, elle rentre chez elle, toujours obsédée. Son délire s'accentue. Les idées de persécution reviennent plus nombreuses et plus fortes. Elle en veut à son père d'être le complice de M. X..., son « homme de paille », dit-elle. Elle croit à chaque instant rencontrer M. X..., *il est déguisé pour mieux l'espionner*. Il envoie des amis déguisés aussi pour l'espionner davantage.

Autrefois, M. X... gardait ses lettres. Depuis qu'il s'est fait marier par les journaux ; il les lui renvoie : pourquoi ? Elle se sert alors d'intermédiaires qu'elle prie de remettre ses lettres directement à M. X... Dès lors elles ne sont plus renvoyées. Tout cela lui semble étrange et ne fait qu'augmenter son délire. La famille se voit obligée de la faire entrer une seconde fois à l'asile. Elle y revient donc en novembre 1896 et en sort trois mois après toujours dans le même état ; elle dit même que « ses idées sont plus que jamais ancrées dans son âme. »

Pendant les années suivantes, elle est plus calme, elle explique la conduite de M. X... par ce fait qu'il la soumet à l'épreuve; et alors elle se résigne. Mais l'idée obsédante lui revient plus aiguë. Il faut une entrevue décisive. Elle considère qu'en l'exigeant, elle ne fait que son devoir, que déjà six années de bonheur perdu pour lui comme pour elle sont de trop, que l'épreuve a assez duré, que M. X... ne doit pas se briser le cœur comme il le fait, qu'elle est devenue digne de lui, grandie par la souffrance et qu'il est temps de s'expliquer une bonne fois pour toutes. C'est sous l'empire de ces idées qu'elle exécute son audacieuse tentative de l'Elysée (février 1900) où M. X... rappelé à Paris, s'était vu attribuer de nouvelles fonctions.

Mlle J... est dirigée à Sainte Anne. Là, dans le service du docteur Magnan elle ne change pas ; ses idées sont toujours les mêmes. Nous les retrouvons dans une série de lettres que chaque jour elle adresse à M. X...

Comme le mémoire rédigé à l'Infirmerie spéciale, ces lettres, écrites à l'instigation du docteur Magnan, qui lui laisse croire qu'il est son intermédiaire auprès de M. X..., sont un tableau fidèle des états d'âme et des conceptions délirantes de leur auteur.

Elle s'y montre convaincue de l'amour de M. X..., elle n'en voit pas de meilleure preuve que cette persistance qu'il met à la fuir, à l'éviter.

Elle déclare que depuis six ans elle a souffert « à souhaiter de n'être jamais née. » Elle supplie M. X... de la prendre bien vite auprès de lui ; afin de la relever, « son séjour à Sainte-Anne la dégrade, la rend indigne de son amour. »

Toutes ces lettres reflètent la passion la plus pure. Elles commencent toutes par « Bonjour, mon aimé. » Les mots affectueux reviennent à tout instant, « mon ami tant chéri, mon fiancé, mon maître adoré », ainsi que des phrases de ce genre : « Ni vous sans moi, ni moi sans vous. »

On retrouve aussi dans ces lettres, la dégénérée débile qui attache une importance colossale à de petits détails qu'elle redit souvent.

Tous les jours elle attend son *aimé*. Chaque lettre peut se résumer en deux parties : Reproches d'une part pour n'être pas venu hier. Le ton est triste, résigné. Espoir d'autre part de le voir « avant ce soir ». Le ton se relève, devient véhément, passionné, joyeux presque.

Et chaque jour elle écrit une lettre semblable ; on dirait une nouvelle épreuve obtenue avec le même cliché qui a donné celle de la veille.

La pensée de M. X... la poursuit à ce point que ne pouvant le voir lui-même, elle s'intéresse à celles des personnes qui l'entourent qui peuvent présenter avec M. X... quelques points de vague ressemblance. Elle s'ingénie même à trouver ces ressemblances.

Un interne de Sainte-Anne, qui est brun, un « *blanc vieillard*, pensionnaire de l'asile, ont à ce point de vue attiré son attention. »

Elle passe tout son temps à la fenêtre qui donne sur le jardin, où elle peut les voir passer. Et comme elle est contente, quand elle a pu les apercevoir. « Vous ne vous figurez pas, écrit-elle, que de vous avoir vu ce matin suffise à me rendre heureuse pour une journée. » Aussi comme elle se plaint amèrement lorsqu'on l'oblige à quitter cette fenêtre où elle trouve un peu de bonheur. Elle en arrive à prendre son séjour en horreur.

Elle a de véritables crises de fureur qui nécessitent de temps en temps son isolement d'avec les autres malades. Elle s'en prend à M. X..., à qui elle reproche vivement tout ce qu'elle endure. « A supposer, écrit-elle, que vos scrupules fous ne soient pas encore envolés comme ils auraient dû le faire, ne serait-ce que sous l'action du temps, quels scrupules pouvaient tenir devant la pensée que vous me rendez si malheureuse ? » Pourtant elle conserve l'espoir. Si cet espoir n'existait pas, ce serait pour elle le véritable enfer. C'est ainsi, dit-elle, que je me représente l'enfer, « la séparation d'avec ce qui vous est cher. Maintenant je suis en purgatoire. Mais les catholiques ont bien raison de dire que les peines du purgatoire sont des peines infernales, avec cette différence qu'en purgatoire on espère. »

Et les lettres continuent toujours sur le même ton, réclamant sans cesse l'entrevue désirée, témoignant d'une souffrance indicible, d'une horreur de son séjour à l'asile dans une attente vaine. « Je meurs d'attendre, dit elle, je ne saurais plus faire trois journées comme celle-là... Dans cette odieuse infirmerie, l'air manque à mon âme comme à mon corps ; je souffre d'inanition morale plus que d'inanition matérielle »..... « Je serai affreusement malheureuse si la journée se passe sans que je vous voie, et sans que je puisse avoir la consolation d'apercevoir ceux que j'ai pris si souvent pour vous, qui, à mes yeux, ont quelque chose de vous. Peut-être, hélas ! n'ont-ils de vous que ce que je leur prête. »

L'entrevue ne s'annonçant toujours pas, son impatience devient extrême. « Je rage contre tout le monde ici », et plus loin : « Je ne puis m'empêcher de vous écrire chaque matin, je serais prise de fureur contre toute créature qui m'en empêcherait ».

Non seulement elle s'intéresse à ceux qui peuvent ressembler à M. X..., à ces « *faux vous* » comme elle dit si bien, mais l'idée qu'elle avait déjà eue autrefois, que M. X... pouvait passer auprès d'elle déguisé, la reprend de temps en temps. Elle lui reproche ce déguisement, « puisqu'il peut venir à Sainte-Anne, qu'il y vienne librement et franchement » ; et elle ajoute à ce propos que M. X... a, dans le directeur de l'asile, un allié précieux contre elle.

De temps à autre ses idées changent. Elle s'intéresse à la littérature. Elle voudrait voir jouer au Vaudeville *Rose d'automne* dont l'auteur a, dit-elle, une grande ressemblance avec M. X... « Il a, dit-elle, une tête plus belle que celle de Rostand, mais je ne la trouve pas plus belle que la vôtre, « my dearling », elle ne peut être plus expressive, d'une plus réelle beauté intellectuelle et morale. »

Ces lettres abondantes, à écriture fine et serrée, où les quatre pages, pourtant bien remplies, sont insuffisantes à contenir l'expression de cette hyperidéation, sont quelquefois de véritables journaux, de véritables petits livres contenant le travail de deux ou trois jours.

Toute cette correspondance a, elle aussi, une évolution : au début, elle implore ; à la fin, elle exige, toujours elle se plaint. Au début elle dit : « Pourquoi ne m'accordez-vous pas cette entrevue ? » A la fin elle écrit : « Vous me devez cette entrevue. »

De temps en temps cependant l'idée obsédante semble vouloir lui laisser un peu de répit. Elle s'intéresse alors à ce qui se passe autour d'elle ; elle donne son avis sur le service de l'asile. « J'admire M. Magnan de savoir être doux et bon pour le service. » Elle critique fort les infirmières qui, dit-elle, « se croiraient maîtresses, s'il ne leur était rappelé qu'elles sont les servantes des malades ».

Mais ce répit qui lui a détourné un instant son attention ne dure pas. L'idée obsédante revient fatale. « Assez causé sur ces infirmières que je compte bien quitter demain car vous venez ce soir, n'est-ce pas, mon aimé ».

En résumé son existence à l'asile n'est qu'une alternative de moments de calme et de crises. Pendant les premiers, c'est l'amante passionnée qui exprime toute sa tendresse en termes véhéments ; pendant les autres, c'est la persécutée qui se révolte, qui menace.

Que deviendrait-elle, laissée au sein de la société et pouvant se porter à toute extrémité sous l'empire de l'excitation ?

Elle a manifesté quelques idées de suicide, a refusé de prendre toute nourriture ; elle écrit même au docteur Magnan que ce n'est pas là « une idée d'enfant ». Elle s'indigne que l'interne lui dise chaque matin : « Pas changée, encore ! Il n'y a donc pas moyen ». Et elle ajoute, comme consciente de son incurabilité : « Ne le sait-il pas, qu'il n'y a pas moyen ? »

Mlle J..., est toujours à Sainte-Anne et son délire dure toujours.

Les idées en quelque sorte stéréotypées reviennent sans cesse toujours les mêmes. Ce qu'elle veut, c'est son entrevue. Toutes les personnes que dans son imagination elle se dit susceptibles de pouvoir influencer M. X..., reçoivent une lettre d'elle. C'est ainsi que nous en trouvons une adressée à ce sujet au docteur Magnan, une autre au Préfet de police, une autre à Mme Loubet, etc.

Dans cette observation, le caractère érotomaniaque est pur. Tout ce que dit et fait Mlle J..., n'est que l'expression de la même idée obsédante : l'amour.

Observation XV

(Inédite, personnelle, Infirmerie spéciale du dépôt, service de M. le docteur Garnier.)

M..., a actuellement trente ans. Il ne présente pas d'antécédents personnels, mais on relève sur lui quelques stigmates physiques de dégénérescence. Quant à sa famille, qui habite la Normandie, il est brouillé avec elle. Mais nous savons que le père est hémiplégique, qu'il a eu huit enfants, dont l'un, autre que celui qui nous occupe, est aliéné.

M..., est très instruit ; il exerce même les fonctions d'instituteur public. Il a fait d'excellentes études à l'école normale d'Alençon.

Il en est sorti en 1890 à l'âge de dix-neuf ans, muni de son brevet supérieur et de son certificat d'aptitude pédagogique. Aussitôt il a souscrit à l'engagement décennal des instituteurs et de ce chef n'a fait qu'une année de service militaire. Il accomplit ce temps au 103e de ligne et obtint son certificat de bonne conduite.

A la sortie du régiment, il est nommé instituteur adjoint et exerce ses fonctions dans différentes localités de son pays. Dans l'une d'elles notamment il reste cinq ans en fonctions. Jamais il n'y a donné le moindre indice de défaillance cérébrale.

Il y a trois ans environ, il est nommé dans le département de la Seine à Gentilly. C'était une faveur. Devint-elle l'origine de ses idées de grandeur, c'est possible. En tous cas, ce n'est qu'à partir de son entrée dans le département de la Seine que M... a donné les preuves d'une haute estime de soi-même.

Après un court séjour à Gentilly, il est congédié parce qu'il n'y donnait pas toute satisfaction. Il avait un caractère ombrageux, taciturne. Il passe alors aux écoles de Levallois-Perret. Là, il est également signalé comme ombrageux, violent, atteint d'idées de persécution. Il exerce même ses violences sur les élèves qui lui sont confiés.

C'est ce qui motive son départ de Levallois. Il avait un baton, dans la salle d'études, et il s'en servait pour frapper les élèves. Congédié de nouveau, il est, par mesure disciplinaire, transféré à l'école de Montreuil, où l'on semble être un peu plus content de lui.

Quelle était la cause de tout cela ? Pourquoi cet homme qui pendant les sept ans qu'il était resté dans son pays avait obtenu l'estime et la considération de tous ceux qui le connaissaient devient-il tout à coup un mégalomane et un persécuté ?

On peut juger de sa mégalomanie par le fait suivant qui mérite d'être rapporté. Depuis son entrée dans la Seine, M... au jour de l'an, envoie sa carte aux personnages officiels. Le Président de la République, les Présidents des deux Chambres, les Ministres en ont reçu. Les chefs de Cabinet ont répondu en adressant à M... les cartes de ces personnages. M... a renvoyé ces cartes!!!...

Nous trouvons l'explication de tout cela dans ce qui va suivre. M... est en effet un déséquilibré, et qui plus est, un érotomane.

En juin 1900, M... se promenant à l'exposition, fait la rencontre de M. X..., directeur d'un des plus grands établissements de crédit de la capitale. M. X... était accompagné d'une de ses filles. M... a déclaré que la jeune fille a fait sur lui une impression telle que son souvenir n'a pas quitté sa pensée depuis. Il a cru remarquer de plus que la jeune fille l'avait regardé, et il s'est convaincu immédiatement qu'il ne lui était pas indifférent. Rentré chez lui, il se dit qu'il ne devait pas se désintéresser de cette rencontre de hasard. Il s'informa et apprit la haute situation du père de la jeune fille. Tout d'abord il fut un peu refroidi. La distance entre elle et lui lui parut trop grande, infranchissable. Pendant trois mois, il ne chercha pas à la voir. Mais au mois d'octobre suivant, même rencontre, encore à l'exposition. Cette fois il n'en douta plus. Mlle X... l'avait remarqué; elle lui avait même fait comprendre par certains signes que seul il peut interpréter, qu'elle avait pour lui les mêmes sentiments dont il brûlait pour elle. Dès lors il cherche à la revoir. Contrairement aux habitudes des érotomanes, il n'écrit pas; il ne cherche pas à parler à la jeune fille, il se contente de démonstrations discrètes, de loin. Il sait que Mlle X... fréquente l'église de la Madeleine, où elle se rend parfois avec sa mère, et il va rôder de ce côté, il a le bonheur de les voir à la fin d'octobre 1900, et leur fait une profonde révérence.

Et chaque fois qu'il le peut, il s'arrange pour se trouver sur le chemin de la jeune fille. Il entre même dans l'église derrière ces dames, mais se borne chaque fois à les saluer à la sortie, toujours très profondément, et sans leur adresser la parole. Cela dure un certain temps. Mme X... et sa fille ne faisaient pas attention. Puis M... se désola, il commença à avoir à cette époque des idées de persécution, et se porta, ainsi que nous l'avons vu, à des actes de violence sur les élèves des écoles de Levallois.

En mai 1901, Mlle X... passait avec son père en voiture, rue de Rivoli. M... les vit et une fois de plus se convainquit par les signes que lui fit la jeune fille, qu'il était aimé d'elle. Le mois suivant, à deux reprises, nouvelle rencontre sur les grands boulevards ; Mlle X... était avec sa mère. Toujours notre malade se mettant bien en évidence, faisait force révérences aux deux dames.

Comme le malade de l'observation de Ball, M... n'aime pas les longs pourparlers. Il se dit qu'il n'y a qu'un moyen de ne pas prolonger cet état de choses, c'est d'épouser Mlle X...

Le 13 juin 1901 il se présente donc chez le père et tout en balbutiant, en tenant même des propos incohérents, il finit par lui déclarer qu'il aime sa fille, qu'il est aimé d'elle, et demande sa main. Il est éconduit.

Désolé, il rentre chez lui. Il comprend qu'il ne pourra épouser la jeune fille tant qu'il n'aura pu trouver une situation meilleure qui le rende plus digne d'elle. Il fait une demande pour entrer au ministère des finances et la fait apostiller par un haut personnage politique ; elle n'aboutit pas. Il cherche à entrer à la Banque ; il ne réussit pas davantage.

Mais entre temps, il continue ses poursuites, si bien qu'un jour M. X..., l'ayant rencontré deux fois de suite à quelques minutes d'intervalle, lui demanda brusquement où il voulait en venir. M... balbutia des excuses incompréhensibles.

Alors M. X... s'informe. Il apprend que M..., atteint d'idées de persécution s'est livré à des actes violents sur les élèves et a été congédié de Levallois, il apprend ses actes extravagants tels que celui d'envoyer sa carte à tous les personnages officiels,

M. X... comprend dès lors qu'il a affaire à un individu dont l'état mental est profondément altéré, et qui plus est, peut devenir dangereux. Comme M... ne cesse de se promener aux environs de la demeure de M. X..., et dans les endroits où il sait avoir l'occasion de rencontrer la jeune fille ; le père de celle-ci l'aborde un jour, lui adresse des admonestations sévères, le menace, s'il ne cesse ses poursuites, de porter plainte et de le faire arrêter.

Naturellement M... n'en fit rien. Le caractère obsédant de son délire ne permettait pas qu'il agit autrement. Aussi, M. X... n'y tenant plus, finit par tout déclarer au commissaire de police. Il lui raconte comment il ne peut plus sortir seul ou accompagné de sa fille sans rencontrer M... qui se trouve sans cesse sur leur passage ; il lui dit ce qu'il a appris sur l'état mental du malade, lui déclare que devant aller à la campagne, précisément en Normandie, il se demande si M... ne poussera pas l'audace jusqu'à les accompagner dans ce pays qui est aussi le sien ; qu'il se demande aussi si M... ne se montrera pas un jour moins inoffensif et ne se livrera pas à quelque acte de violence, qu'enfin il serait désireux de voir cesser ce qu'il considère à juste titre comme une véritable obsession.

Nous savons que de telles craintes ne sont que trop souvent justifiées et qu'il est bon de prévenir, quand on le peut, un dénouement qui deviendrait sans cela fatalement tragique. M... est arrêté et amené à l'Infirmerie spéciale où le docteur P. Garnier l'examine.

M... ne change pas d'avis. Il dit que Mlle X... l'aime, que c'est à des signes dont il ne peut préciser la nature mais que lui seul pouvait interpréter, qu'il se croit le droit de penser qu'il est réellement aimé. Il dit que Mlle X... le regarde avec des yeux doux et partage son affection.

Aussi M..., comme tous les érotomanes, convaincus qu'ils sont dans le bon sens, ayant d'eux-mêmes une haute estime et une confiance absolue dans leurs projets, ne peut admettre qu'il surgisse des obstacles sur sa route. Il proteste avec énergie contre son arrestation. Puis il se calme, se fait humble, suppliant ; il écrit au Préfet de police pour le prier de l'excuser auprès de M. X..., disant qu'il ne recommencera plus. Il promet de cesser ses poursuites et de consacrer ses loisirs entièrement à ses études. Il écrit aussi au Président de la Chambre le priant d'user de son influence pour le faire sortir d'un endroit où l'on souffre tant. Nous savons ce que valent de telles promesses et ce fut une bonne mesure de prudence que prit M. le docteur Garnier en concluant à son internement.

M... entre à Sainte-Anne le 10 juillet 1901. Là il proteste toujours et refuse de répondre aux questions qui lui sont posées.

Trois jours après il est transféré à l'asile de Vaucluse. Là le calme renaît. M... reconnaît volontiers son erreur, et semble résolu à cesser ses poursuites. Ses parents, d'autre part, le réclament et s'engagent à le surveiller. Ces différentes considérations amènent le médecin de Vaucluse à consentir à sa mise en liberté. M... quitte donc l'asile le 6 août, après un court séjour de trois semaines et rentre en Normandie.

Connaissant l'évolution d'un tel délire, nous sommes en droit de nous demander si, malgré la bonne volonté et l'étroite sollicitude des siens, il ne faut pas cependant préférer la surveillance de l'asile à celle toujours moins étroite de la famille.

Quoi qu'il en soit, M..., depuis ce temps, n'a pas fait parler de lui.

Observation XVI

(Inédite, personnelle ; Infirmerie spéciale de la Préfecture de police. — Service de M. le docteur P. Garnier.)

(Asile Sainte-Anne. — Service de M. le docteur Magnan.)

H... a maintenant 33 ans. Il est bien constitué physiquement. On ne relève pas chez lui de signes physiques de dégénérescence. Depuis sa naissance, il a toujours habité dans sa famille qui comprend, outre lui, son père, sa mère et ses deux sœurs.

« Mon fils a toujours vécu avec moi, dit le père, et jamais je ne me suis aperçu qu'il eût souffert de troubles cérébraux. »

Cependant nous apprenons que vers l'âge de 2 ans il a eu « les fièvres cérébrales » qui l'ont affaibli au point que, jusqu'à l'âge de 7 ans 1/2 il n'a pu marcher.

A 12 ans, fièvre typhoïde.

H... a fait quelques études à la suite desquelles il a eu son brevet. Il fut réformé lors de son appel sous les drapeaux pour orteil en marteau. Il exerce la profession de comptable. Comme antécédents héréditaires : Le père est asthmatique, cardiaque, mais doué d'un tempérament nerveux. Il est violent, et se met facilement en colère. Il est marchand de vins et, de ce fait, suspect d'alcoolisme. La mère est impotente, c'est une rhumatisante souvent clouée au lit ; peut être présente-t-elle quelques stigmates hystériques. La sœur aînée n'offre rien de particulier. La cadette paraît un peu débile.

Au mois de décembre 1900, H... qui jusque-là n'avait donné aucun signe extérieur de trouble mental, se rend l'auteur d'un acte étrange, première manifestation extérieure d'un délire qui, nous le verrons, datait déjà de quelque temps.

A cette époque la presse racontait avec force commentaires et détails l'histoire de ce cadavre dépecé dont les restes furent retrouvés rue des Plâtrières. Des recherches faites de tous côtés n'avaient pas abouti, mis sur aucune trace.

Un beau jour, H... quitte brusquement le domicile paternel, se rend à Montargis, et là devant l'autorité, il se déclare l'auteur du crime en question ; donne force détails, répond à tout avec une telle ingéniosité que l'on croit enfin avoir affaire au vrai coupable. Interrogé sur le mobile de son crime, il déclare que sa prétendue victime est l'amant d'une femme dont il est lui-même éperdument amoureux et dont il se dit être non moins éperdument aimé. Détails précis, mobile passionnel, rien ne manque à son récit. Convaincues qu'elles sont sur une bonne piste, les autorités le gardent à vue, et préviennent la Sûreté de Paris.

Rien de tout cela n'était vrai ; on le reconnait innocent ; mais l'étrangeté de son acte éveille des soupçons sur son état mental. On l'interne quelque temps à Orléans. Finalement on le rend à sa famille. « Je pensais, dit alors le père, pouvoir le garder avec moi, mais depuis cette époque, il se surexcite de plus en plus ; il a la folie de la persécution, et s'imagine toujours voir une femme qu'il veut aller retrouver. Je l'ai arrêté hier matin dans l'escalier de la maison ; il était en chemise et avait une lampe à la main. Il allait, disait il, à la cave, et faisait des gestes menaçants. » Ces déclarations du père sont confirmées par celles du beau-frère qui reconnait également que depuis l'aventure de Montargis, H... se montre de plus en plus excité. « Il se lève la nuit pour écrire des lettres à une femme imaginaire qu'il croit toujours avoir devant les yeux. » Déclarations identiques du concierge de la maison où habite la famille de H... Ces déclarations font entrevoir, outre l'obsession érotomaniaque, des idées de persécution qui le rendent dangereux. « Il se croit, dit le concierge, poursuivi par des ennemis imaginaires qui veulent lui enlever la femme qu'il aime. »

H... est en effet un érotomane. Amené à l'Infirmerie spéciale à la suite des faits ci-dessus, il raconte son histoire au docteur Garnier.

H... lisait beaucoup les journaux. A la quatrième page, il s'intéressait aux petites correspondances amoureuses qu'échangent parfois entre elles certaines personnes, au moyen d'initiales ou autres signes servant à se reconnaître mutuellement. Un jour il en remarque une qui depuis quelque temps déjà paraissait dans le journal précédée du même signe. Il s'imagine qu'elle lui est adressée. Nous connaissons cette facilité des érotomanes de s'attribuer ainsi certains gestes, écrits ou paroles qu'ils croient venir directement de la personne aimée.

Dès lors l'obsession commence. Il est aimé ; il en est sûr ; mais de qui ?

Quelque temps après, passant boulevard Voltaire, il voit à une fenêtre, une femme.

Cette femme l'a-t-elle regardé d'une façon spéciale ? Y a-t-il eu ce croisement des regards qui produit le coup de foudre ? Ce qui est certain, c'est que notre malade fut troublé ; il rapprocha cette seconde impression de la première, produite par le journal, et alors en ce cerveau déséquilibré surgit cette idée étrange que c'était là la mystérieuse correspondante du journal. Nul doute qu'il ne se trouvât en présence de celle qu'il aimait déjà sans la connaître et qui, dit-il, le lui rendait si bien...

Cette vision l'ayant frappé, il y revient. Il passe et repasse sous les fenêtres de l'aimée, tantôt la voyant, tantôt ne la voyant pas, et se trouvant de ce fait profondément affecté, tantôt enfin la voyant sous des aspects différents, changements qu'il explique par la *métempsycose*.

Il n'en faut pas davantage pour que cette femme devienne pour lui un être éminemment supérieur ; il est convaincu que désormais d'elle dépendent sa fortune et son avenir.

Ce dernier caractère le rapproche des autres érotomanes qui eux choisissent pour objet de leur flamme une personne dont le rang social est réellement supérieur, ou dont les qualités la distinguent notablement des autres. Ici la supériorité de l'objet aimé réside dans ce caractère mystérieux dont il l'enveloppe, dans cette propriété qu'il lui trouve de pouvoir, grâce à la métempsycose, revêtir à ses yeux des aspects différents. « J'avais souvent peine, dit-il, à reconnaître que ce fût la même femme. »

Il lui vient l'idée d'écrire, mais il ignorait le nom de la bien-aimée. Passant un jour au même endroit, il entend des personnes parler d'une dame et croit comprendre qu'il s'agit de sa « chère amie ». Aussitôt rentré, il commence une série d'épitres plus enflammées les unes que les autres.

Dans ces lettres fort nombreuses, il l'appelle sa « chère amie », l'assure de son dévouement, la remercie avec effusion pour des bienfaits imaginaires, lui décrit son amour intense, lui dit combien il serait heureux de la voir et demande une réponse. Il lui affirme la sincérité, mais aussi la pureté de ses sentiments.

C'est un amour pur, idéal, psychique, mélange de tendresse sans bornes et de respect absolu.

La pensée de cet amour le poursuit jusque dans ses rêves, et nous avons entendu son beau-frère dire plus haut qu'il se levait la nuit pour écrire des lettres à une femme imaginaire qu'il croit toujours avoir devant les yeux.

La personne dont il inscrivait le nom sur l'enveloppe existait à l'adresse indiquée. Déjà d'un certain âge, elle dut fort s'étonner, mais elle jeta les lettres au panier et n'y répondit point. Notre malade, qui non seulement implorait, mais exigeait une réponse, se surexcite en ne voyant rien venir. Il cherche à expliquer ce silence. Pas de doute, il est desservi auprès de son aimée ; quelqu'un est entre elle et lui ; elle a un amant. Et cette idée le rend profondément malheureux.

Jusqu'ici rien ne se voyait extérieurement. Il allait et venait, sa famille ne se tourmentait pas, ignorant totalement le trouble qui existait dans ce cerveau.

C'est alors que lecteur assidu des faits divers, il eut connaissance du crime de la rue des Plâtrières et que, convaincu de l'impossibilité de son bonheur, il se rendit à Montargis accomplir l'acte bizarre que nous avons relaté.

Quel fut le véritable mobile de cette auto-dénonciation ?

A Montargis, il a déclaré avoir agi par jalousie, par vengeance.

Il avait voulu se débarrasser d'un rival. Déjoué dans ses desseins et amené devant les médecins, il ne pouvait plus persister dans cette erreur. Au docteur Garnier, qui l'examina en janvier 1901, il a raconté les choses autrement. Elles prennent ici une tournure plus romanesque. Il savait, dit-il, que son aimée avait un amant. Selon lui, cet amant était l'auteur du dépeçage en question. Il le savait, il en était convaincu. Il fallait donc que tôt ou tard cet homme fût arrêté. Cette arrestation causerait à l'adorée une peine profonde ; elle y perdrait son amant et peut être aussi le déshonneur rejaillirait sur elle. Or quelle meilleure occasion de lui prouver son amour? Et cela d'une façon bien simple; en se sacrifiant; en se dévouant, lui innocent, pour sauver le coupable, pour épargner à son aimée une terrible souffrance.

Cela est sublime. Mais ce n'était pas tout. Il y avait une arrière-pensée. Dans ce sacrifice, il voyait un autre but à atteindre; il l'a du moins déclaré dans la suite, une fois entré à Sainte-Anne. Voyant son amour contrarié, il avait songé au suicide, mais n'ayant pas le courage de se donner la mort lui-même, il avait trouvé le moyen de se la faire donner judiciairement en se faisant passer pour assassin. De Sainte-Anne, il est transféré à l'asile de Vaucluse. Là, il est surtout considéré comme persécuté. Un certificat signale des hallucinations de la vue et de l'ouïe, il se croit toujours poursuivi par des ennemis qui veulent le faire disparaître parce qu'il a été remarqué par une femme du monde.

Le même certificat signale qu'il urine au lit, et le reconnaît comme ayant fait autrefois des excès d'absinthe.

A l'asile de Vaucluse se manifeste une certaine amélioration. Le 24 mars suivant, ne paraissant plus dangereux, il sort et est rendu à sa famille. Sa sœur l'emmène dans le Midi, espérant que la distance amènera l'oubli et la guérison. Assez calme au début, il est rapidement repris d'idées délirantes. Il voit Dieu dans la montagne, il dit être le pape, etc. Après un séjour de six semaines, il revient à Paris. Son délire s'accroît de plus en plus ; il se croit soumis au fluide séraphique.

L'obsession érotomaniaque revient aussi plus forte, plus aiguë. L'érotomane n'a plus de volonté ; il ne résiste plus, il recommence. Les lettres affluent de nouveau à la même adresse. Mais leur destinataire sait à qui elle a affaire. Elle croit prudent d'avertir la famille ; en même temps elle demande conseil au chef de la sûreté qui lui répond de se tenir tranquille tant que H... ne fera pas parler de lui. Mais le frère de cette dame s'émeut ; il demande qu'une enquête soit faite sur l'état mental de notre malade. Pendant ce temps ce dernier a des idées mystiques : il se croit en correspondance avec « Notre Mère Dieu » à qui il demande de le conduire auprès de son adorée. Il parle toujours de la métempsycose ; il entend des voix qui lui affirment que cette chère amie lui est toujours destinée, que d'elle dépendent sa grandeur et sa fortune, qu'il sera un jour tout puissant. Ces voix qu'il entend nettement, lui arrivent, dit-il, à travers le plafond, ou à travers les murailles. Il ne paraît pas voir de personnes imaginaires, bien qu'on ait signalé des hallucinations de la vue avec celles de l'ouïe. Au mois de septembre suivant, il se préoccupe du voyage du czar en France. A son retour du Midi le czar était avec lui dans un compartiment de troisième classe ; mais il va faire un mariage riche et sera plus puissant que le czar.

Sous l'influence de ces idées ambitieuses, il refuse de travailler, et, dit sa sœur, « il ne se trouve jamais assez bien mis. »

Au milieu de ces préoccupations diverses, le délire dure toujours. Les idées de persécution s'affirment. La « chère amie » ne répondant toujours pas, il est convaincu qu'on lui veut du mal. Dans une lettre du 8 octobre, il déclare qu'il est au supplice. Il se dit torturé, malheureux, et supplie l'adorée de faire cesser cette situation peu enviable. Se trompant d'adresse, c'est une autre femme qui reçoit cette lettre, et qui, au courant de la situation, se croit mystifiée, et la lui renvoie en le priant de vouloir bien l'adresser à celle qu'il connaît au boulevard Voltaire, et non pas à elle. Tous ces incidents l'affectent beaucoup. Les reproches qu'on lui fait ne servent qu'à l'exasperer. Il a de véritables crises de fureur. Il se jette sur sa mère impotente. La famille peu rassurée se décide à le faire examiner de nouveau. Il revient donc une seconde fois à l'Infirmerie spéciale où nous pouvons le voir et nous entretenir avec lui.

Il nous répète, mais avec beaucoup de réticences, le récit qui précède. Tantôt communicatif, il parle abondamment, tantôt au contraire, il coupe court à son récit et semble se plonger dans des pensées profondes. Il nous dit ses hallucinations. Il a eu des idées de suicide. Un jour il a voulu se jeter du haut de la Colonne de Juillet. Il a accusé sa sœur d'avoir voulu l'empoisonner avec de la strychnine et lui a tenu à ce sujet des propos menaçants.

Enfin il croit toujours que des ennemis sont cachés dans la cave et veulent lui enlever son adorée.

Etant donné ses idées de persécution qui le rendent dangereux pour lui-même, ses crises de fureur, ses menaces qui le rendent également dangereux pour les autres, le docteur Garnier a conclu à son réinternement et H... est rentré à Sainte-Anne.

Observation XVII

(Inédite, personnelle ; Infirmerie spéciale du dépôt. Service de M. le docteur Garnier.)

(Asile Sainte Anne. Service de M. le Professeur Joffroy.)

B... est actuellement âgé de 30 ans. Il est né en Belgique où réside toute sa famille, de sorte que nous ne savons rien de ses antécédents héréditaires. Il ne paraît pas présenter d'antécédents personnels. Au point de vue de la dégénérescence mentale on note chez lui une attitude très excitée qui semble être son état normal. Ses gestes sont exubérants, sa mimique expressive. Il tient constamment ses sourcils surélevés, surtout le droit. Le regard est brillant. On note un léger nystagmus très rapide. L'hélix et le lobule de l'oreille sont peu développés. Il existe aussi un léger bégaiement.

B... n'a pas de profession. Mais il a une très haute opinion de lui-même. Il se vante de tout savoir. Il a étudié librement la philosophie, a effleuré toutes les sciences, mais s'est surtout intéressé, dit-il, à la psychologie expérimentale. Pour multiplier ses observations il a voyagé. C'est ainsi qu'il a quitté la Belgique de bonne heure pour se rendre à Londres, de là il est allé aux Etats-Unis, enfin depuis quatre ans il est en France, et il aime la terre de France parce que, dit-il, c'est une terre de liberté ! « Or je suis, ajoute-t-il, un amant de la liberté. J'ai toujours voulu vivre indépendant. » Il disait encore : « J'ai toujours vécu en dehors des lois ; car ma morale est au-dessus des lois .»

B... n'est pas seulement un philosophe et un psychologue, il est littérateur et poète. « Ma sensibilité est inouïe, dit-il, elle m'a créé poète ». Aussi ses écrits amoureux sont-ils plus souvent en vers qu'en prose ; on pourra en juger par les extraits que nous en donnons.

Un homme de cette valeur ne pouvait exercer une profession banale. Aussi s'est-il improvisé lui-même professeur de thérapeutique magnétique. Il s'acquitte de ses fonctions dans un but absolument philanthropique. Il est capable, selon lui, d'endormir dix sujets à la fois d'un seul geste.

Il a fait en outre des expériences sur la désagrégation de la matière et le dédoublement de la personnalité. Aussi le regard fixe, la tête renversée en arrière, les bras croisés très haut, rigide dans une dignité de parade, B... cherche à en imposer. Ce qu'il veut, c'est faire de l'effet parce qu'il se sent né supérieur. Son nom ne lui semblait pas assez prestigieux. Aussi l'a-t-il changé en un nom plus sonore, plus susceptible d'attirer l'attention.

A propos de ses prétentions aux pratiques du magnétisme, B... a été l'objet d'une leçon faite à Sainte-Anne le 17 janvier 1902 par M. le Professeur Joffroy. L'excellent Maitre fait remarquer que son malade n'est pas *un médium ordinaire*, *c'est un médium commandeur*. Son influence ne consiste pas à prédire l'avenir ou à se mettre en communication avec les morts, mais surtout à guérir les maladies. C'est un magnétiseur thérapeutiste. Au point de vue clinique, il n'appartient à aucune école. C'est par une intuition spéciale, à l'aide de passes magnétiques ou de massage qu'il soigne ses malades. M. le professeur Joffroy faisait remarquer à ce propos que cette haute opinion de soi-même attribuant à sa personnalité une valeur considérable, appartient au délire de persécution. Or B... est un persécuté amoureux ; un érotomane. Mais ce n'est pas un érotomane comme les autres. Ceux-ci concentrent leur entière affection sur une même personne qu'ils poursuivent toute leur vie. B... a eu plusieurs amours. Mais s'il a changé de « maîtresses », celles-ci appartiennent toutes à la même catégorie ; ce sont des actrices. Il y a là ce que le docteur P. Garnier appelle pittoresquement le fétichisme de la femme de théâtre. A part cette différence les autres manifestations sont classiques. Correspondance, poursuites, réactions violentes à la suite de contrariétés. Le début de son délire remonte à deux ans. En 1900, B... allait souvent au théâtre, il fréquentait surtout l'Opéra-Comique. Il y fut remarqué, dit-il, par Mlle G... Sur la scène, elle se retournait vers lui. Ses gestes, ses saluts gracieux, ses élans passionnés dus à son rôle, ses paroles et ses chants d'amour *allaient spécialement à lui, lui étaient adressés*. Il ne put résister à cet appel discret, et entra aussitôt dans une correspondance extravagante toute poétique. Mais Mlle G... ne resta pas longtemps à Paris. Elle partit pour Nice. A son retour, B... constata qu'elle était changée. Elle n'avait plus de ces élans amoureux à son adresse. Il en fut vexé. Plein d'orgueil, il ne voulut pas avoir l'air de mendier un amour qui s'était offert. Il écrivit une lettre de rupture. A la représentation du soir l'actrice pleura ; puis comme elle quitta le théâtre peu après, il attribua ces pleurs et ce départ à la cessation de leur amour.

Cependant B... retourna à l'Opéra-Comique. Il fut alors remarqué par une autre artiste, Mlle R... qui rééditait à son adresse les gestes tendres, les regards passionnés de Mlle G... Ce second amour dura peu ; Mlle R... se maria et il ne fut plus question d'elle.

Ce n'est qu'à son troisième amour que B... devient véritablement érotomane. Déjà, du temps de ses platoniques relations avec les deux artistes déjà nommées, il avait été remarqué par une troisième, Mlle D... « Il y avait longtemps, dit-il, qu'elle cherchait à me séduire ». C'est ainsi que dans *Orphée* elle se tournait vers lui et lui tendait les bras, pendant qu'elle disait : « Poète des amours, viens sur mon sein dormir. » — Dans l'*Ouragan*, même jeu. Elle disait alors : « Je saurai te garder avec moi. »

« Au début, dit B..., je n'y fis pas attention. Elle ne me paraissait pas *assez pure*. Elle avait un air « *cocotte* ». B... est en effet un amoureux psychique. Il satisfait pourtant « ses besoins physiologiques » mais il n'éprouve aucun plaisir à l'amour charnel ; il préfère de beaucoup l'amour sentimental. « J'ai bien des érections, disait-il à l'interne de M. Joffroy, mais je suis plutôt ce que vous appelez un « *anaphrodite* ».

Pendant ses deux premiers amours, Mlle D... ne cessait, sur la scène, de lui adresser tout ce qu'elle pouvait. Tant que durèrent les premières relations, il ne voulut rien savoir. Mais redevenu libre, il fut troublé ; il n'osa se désintéresser de tant d'affection. Finalement il ne put résister et dut se rendre. C'est alors que commence la poursuite amoureuse. Il faut les voir, les lettres qu'il écrit à partir de ce moment. Le format est celui du papier écolier. Les quatre pages sont couvertes d'écriture. En tête de chaque lettre se trouvent collés des chromos découpés représentant des bouquets de roses, des paniers de fleurs, des oiseaux messagers d'amour, portant une lettre dans leur bec, le tout entouré de phrases passionnées. La plupart de ces lettres sont des poésies :

« *Pour toi* »

I

Pour toi je ne veux être qu'un enfant,
A l'œil enchanté, rêveur, innocent,
Les traits ravis d'un éternel sourire,
Suaves reflets d'un cœur qui soupire.
Pour toi je ne veux que des mots bien doux,
Et te les dire, rêvant à genoux,
Pour te bercer dans la douce tendresse
Et te faire frémir sous ma caresse.

II

Pour toi je ne veux que d'heureux soupirs
Naissant de mon cœur *aux chastes désirs* ;
Et si ma paupière exhale une larme,
Qu'elle soit d'amour, et porte le charme.
Pour toi je veux être comme le lierre
Qui du chêne est l'éternel solidaire.
Heureuse ! je te laisse le bonheur.
Si tu souffres ! je prends tout ton malheur.

III

Je ne veux que les nobles louanges.
En te révérant comme est digne un ange
A tes pieds être pour te contempler,
A tout instant prêt à m'immoler.
Et si jamais de cet orageux monde
Te m'enlevant, le tonnerre qui gronde
M'emporte à jamais disant : « Je te meurs ! »
Ne verse qu'une larme et quelques pleurs.

Ton esclave d'amour, B..

« Voilà ce que peut dire un cœur vraiment épris. » Toutes les autres lettres sont du même genre. L'une d'elle est accompagnée de sa photographie qui est vraiment typique. Le fond représente un cœur renversé. Se détachant de ce fond, on voit le portrait de B..., tel que nous l'avons déjà tracé, sourcils élevés, tête redressée en arrière, attitude hautaine et excentrique à la fois.

B... ne se contente pas de manifester son amour de cette façon. Il veut des rendez-vous. Mais Mlle D... ne répond pas à ses lettres, ou du moins elle ne répond pas directement, car sur la scène elle continue avec lui le même jeu, où, devant les spectateur et à l'insu de ceux-ci, elle est avec lui en communication amoureuse, ce qui le transporte d'allégresse.

Cependant, Mlle D... accepte les rendez-vous fixés, car

lorsqu'il va se promener aux Champs-Elysées, lieu fixé par lui, préalablement, il voit toujours la même voiture ; c'est celle de Mlle D..., certainement ; il en reconnait le cocher. Mais Mlle D... ne veut ni sortir de voiture ni se montrer : elle reste voilée (illusion comme cela est fréquent chez les érotomanes). Faute de mieux, le malade se contente de cette vision fugitive. Il y avait même plus. Sans rendez-vous préalable, il ne pouvait sortir dans la rue sans être suivi par ce même fiacre. S'il s'arrêtait par hasard pour causer à une jeune fille, il entendait aussitôt des petits coups frappés au carreau du fiacre. Donc Mlle D... l'aimait ; il en était sûr ; dès lors, pourquoi ne voulait-elle pas se montrer ? Pourquoi ne voulait-elle pas lui permettre de s'épancher davantage ? Il le lui demande dans des épitres aussi enflammées, témoin la suivante :

Si tu voulais, chérie,
Je serais dans tes bras,
Rêvant l'ame ravie,
En chantant sous tes pas,
Dès l'aube au crépuscule,
Tu serais mon baiser.
Si pur qu'il immaculé
Jusqu'à poétiser... etc...

. . . .

Je te serais en rêve
Dans l'éternel bonheur
Où nos deux cœurs sans trêve
Seraient dans les splendeurs
L'amour et ses délices
Nés dans la *pureté*
Nous chasseraient des vices
Pour la félicité.

Signé : *L'élu de ton cœur*. B...

Et cette autre :

— Oh ! viens ! Marie ! —
Reine des amours, ange de mon cœur,
Veux-tu que des doux baisers l'heure sonne ?
Silencieux, l'œil en douce ardeur,
Vas-tu venir, disant : Je me te donne, etc...

Nous en passons, et des meilleurs.

Mais toujours, Mlle D..., fidèle à la consigne qu'elle s'est imposée, reste tapie au fond de sa voiture. Aussi les appels deviennent-ils plus pressants. « Viens, dit-il, viens avec le manteau de la Bohémienne, viens simple comme la nature, viens de candeur et surtout d'amour ». Et toujours les poèmes affluent réclamant une manifestation décisive.

Oh ! viendras-tu la nuit *vers mon cœur sage ?*
Rêve d'amour sous son plus doux langage
Viens sans crainte ! Viens d'un pas ingénu,
Viens dans le rêve seul par nous connu,
Enfant d'amour que ton cœur au moins vienne
Voilé du manteau de la Bohémienne.
Viens ! je t'attends ! Oh ! ne renonce pas !
Le Mystère va veiller tous tes pas.
De la montagne descends comme une ombre,
Viens vers mes soupirs, mes baisers sans nombre.

Il lui explique combien il sera heureux d'un rendez-vous plus intime. Il lui fait part de ses allégresses, il lui dit avec quel bonheur il la recevra

Mais Mlle D... ne veut rien savoir de plus. Cependant sur la scène elle reste toujours en communication avec lui, car B... court toujours à l'Opéra-Comique, chaque fois que Mlle D... joue. Aussi il est véritablement transporté lorsque dans *Carmen* elle dit si tendrement : « Mon José », car José est aussi le nom de notre malade. De la façon dont elle le dit, il ne peut se méprendre, et l'illusion est complète.

Aussi redoublement de tendresses et de lettres enflammées.

Mais aussi désespoir plus grand, en voyant que l'aimée ne fait pas un pas de plus. B... en vient à souffrir toutes les tortures de l'amour méconnu. Le ton des lettres change ; il devient amer ; il fait des reproches ; il se plaint ; il dit être au supplice.

« Pourquoi me faire tant souffrir ? Au lieu d'adoucir mon chemin, tu sembles n'être là que pour me prolonger davantage dans les souffrances. »

N'ayant pas vu le fiacre dans un de leurs rendez-vous, il devient violent. On en jugera par ces lignes qu'il écrit dès le lendemain :

« Hier, quand je ne te vis pas, j'ai perdu la tête ! J'ai circulé plein de rage et de larmes. Je t'ai cherchée parmi les voitures. Place de la Concorde j'étais dans une telle colère que je préméditais pour toi... hélas !... *le crime !!!* »

C'est la seule fois où nous le voyons parler d'une telle éventualité. Plus fréquemment revient l'idée de suicide.

« Je ne peux plus vivre ainsi. Prends un revolver, et donne-moi le coup de la mort. Hier par trois fois, je fus très près de la mort. Je vais m'exiler ! Je m'en vais ! Je m'en vais dans la mort !... »

Même idée dans cette autre lettre :

« Oh ! mon amour ! Oh ! mon cher amour ! oh ! mon amour sacré ! Oh ! ma chérie ! pourquoi dois-je t'écrire ainsi ! Oh ! que je souffre, oh ! que je suis malheureux ! Oh ! quelles douleurs. Unissons-nous dans l'amour et mourons tous deux ! Je suis prêt ! »

Il s'imagine que Mlle D... le renie parce qu'elle lui croit un amour intéressé. Ce n'est pas cela qui le fait agir. « La nature t'a favorisée de gagner beaucoup d'or ; mais je ne veux pas de ton or. »

Dès lors, les lettres redoublent, toujours exaltées, disant une souffrance indicible, suppliant, s'indignant, menaçant tour à tour. Les poésies se ressentent de son désespoir.

I

J'étais plongé dans la folie,
Par ce terrible malheur,
Et pour moi la vie
N'était plus que larmes ! que douleur.
Je marchais dans les routes sombres
Comme un être avili
Au milieu des horribles ombres,
Le moral aboli.

II

J'étais tombé dans le délire ;
Je m'écriai : « Je pars ! Adieu pour jamais ! »
Et puis : la mort je l'appelais,
Disant : « Pour moi le jour finit de luire ! »
Quelle détresse ! Quels regrets !
Je m'en allais
Droit aux cyprès.

Il lui rappelle aussi ses premières déclarations d'amour :

Je t'annonçais l'heureux présage.
Oui, l'*union toute sage*
Devait, nous sortant des cieux,
Nous ennoblir radieux.
En toi j'avais vu l'aurore
Qui m'apportait le bonheur,
Je te disais : Je t'adore
Mon idéal ! Mon honneur !

Finalement il se révolte contre cette froideur de Mlle D... Elle le fera mourir ! Mais il mourra en la maudissant. « Je t'ai donné toutes mes larmes, parce que tu as voulu que je les épanche. Mon sang, peut-être, va bientôt couler. Quand tu recevras une lettre écrite de mon sang, j'aurai cessé de vivre. Je mourrai *sans pardonner ton crime.* »

Il arriva pour B... ce qui arrive pour presque tous les autres persécuteurs de ce genre. L'objet aimé sollicite la protection de la société contre son obsédant amoureux. A la requête de Mlle D..., B... fut amené à la Préfecture de police. Une enquête faite sur lui ne donna aucun renseignement sur son état mental habituel. Tout ce délire était resté ignoré de son entourage. La poursuite, pour être intense, n'en était pas moins discrète ; nul, autour de B... ne se doutait du travail pathologique qui achevait de ruiner ce cerveau déséquilibré. C'est du moins ce qui résulte de la déclaration de la concierge de B..., faite lors de l'arrestation de celui-ci. « Il vivait seul, dit-elle, et ne recevait jamais personne. Je ne sais de quoi il vivait ; il se disait magnétiseur. Il paraissait très extravagant, mais rien, dans sa démarche ou dans son langage, ne dénotait qu'il fût aliéné. »

Il l'était, pourtant. Et l'on peut s'en convaincre en relisant toute son histoire. C'est pourquoi il parut, en janvier 1902, devant M. le docteur P. Garnier à l'Infirmerie spéciale, où nous pûmes le voir. Cet incident fait s'évoluer la maladie. Au Dépôt, B... n'est plus le persécuteur amoureux seulement. Il présente alors le type du persécuté persécuteur. Il proteste énergiquement contre la façon d'agir de Mlle D..., qui n'est plus l'ange de ses poésies, mais qui devient à ses yeux une femme méprisable, cupide, une « cocotte » qui a machiné avec « ses deux amants » le guet-apens dans lequel elle l'a fait arrêter. Aussi il espère bien que le docteur P. Garnier, à qui il écrit une longue lettre à ce sujet, va le remettre instantanément en liberté. Dans cette lettre, il a conservé, malgré le ton suppliant, une haute estime de sa valeur. Il reconnaît n'avoir aucun titre officiel, si ce n'est d'appartenir à la phalange des *Artisans des Arts libéraux*.

Il avoue qu'il a un tempérament bouillant, mais ce n'est pas sa faute, c'est celle de la nature. Il est de plus né poète, et son rôle est de « *chanter l'amour idéal et sentimental.* »

Interrogé par le docteur Garnier sur son goût pour un amour plus matériel, B... ne répond pas ; mais il fait une moue si expressive de dégoût, qu'on ne saurait se tromper sur ses sentiments. Plus tard, à Sainte-Anne, il avoue à l'interne du service de M. le professeur Joffroy que, *tout de même*, si Mlle D... avait exigé des relations charnelles, il eût peut être fait « *ce sacrifice* ».

A Sainte Anne, ses protestations redoublent. Il se dit victime d'un immense complot dont Mlle D... est la tête.

Mais elle a des complices. La police a servi le jeu de cette « cocotte expérimentée » et le médecin de l'Infirmerie spéciale s'est empressé de le faire enfermer, « *parce qu'il est jaloux de ses succès de magnétiseur* ». Aussi ses menaces s'adressent-elles à tous ceux qu'il croit avoir participé à sa séquestration. Il en veut surtout aux médecins, parce que le docteur Legras, médecin de l'Infirmerie spéciale, aurait déclaré devant lui que « le syndicat médical a juré de faire disparaître le magnétisme. »

Aussi cela ne se passera pas ainsi. Dès sa sortie, il va en appeler aux tribunaux et demander justice contre une *infamie criarde* qu'on a osé commettre « *en plein vingtième siècle*, et *à Paris*, au cœur de la France. Il est écœuré contre cette France, qu'il avait chérie, pourtant, parce qu'il voit que même en France il n'y a pas place pour les hommes tels que lui, car ajoute-t-il, j'ai bien le droit de le dire : j'ai fait des cures merveilleuses. »

Ces protestations se révèlent à un haut degré d'acuité dans plusieurs lettres qu'il écrit de Sainte Anne avec, en vedette, cette mention : « *Dans la captivité*, le... etc. »

L'une est adressée au Consul de Belgique ; il lui demande de le faire sortir, car il aura à entamer des procès, d'abord contre « la malheureuse inconsciente » puis contre le commissaire de police « qu'elle a su gagner », enfin contre les médecins.

Nul doute qu'il ne fasse comme il dit ; B... serait alors en tous points semblable au malade de l'observation de Taguet, qui poursuivit Lasègue devant les tribunaux.

Une autre lettre est adressée à une quatrième artiste de

l'Opéra-Comique, une amie de Mlle D... Il lui raconte comment sa « Carmencita » l'a fait enlever et « emballer » selon son expression ; comment la police secrète, les agents, les médecins, tout le monde enfin, avait l'ordre de le faire séquester par suite de la haute influence des amants de l'actrice. Il appelle cela un crime, il la prie de faire connaître ce crime *partout où elle pourra.* Il écrit la même chose à une de ses clientes : « Victime, dit-il, d'une machination monstrueuse, il ne pourra lui continuer ses soins ; mais il la supplie elle aussi, de *porter partout la nouvelle* et de raconter *partout et très haut* comment on peut à *Paris* et au *vingtième siècle* commettre un crime semblable. »

Nous nous sommes étendus sur la correspondance de B..., car si tous les érotomanes écrivent abondamment, B... est un de ceux chez qui les lettres sont le plus caractéristiques.

CONCLUSIONS

I. L'érotomanie est une forme de l'amour morbide caractérisée par la nature essentiellement psychique et idéale de cet amour. Pas d'appétit charnel. C'est une anomalie sexuelle par *défaut*.

Elle appartient au groupe des monomanies (Esquirol) caractérisées par une lésion primitive de l'intelligence (Baillarger). Le centre de l'idéation, dans la région frontale, entre seul en jeu (Magnan).

II. Comme toutes les anomalies sexuelles, l'érotomanie est spéciale à cette catégorie de malades connus depuis Morel (1857), sous le nom de dégénérés. Il est en effet facile de retrouver chez les érotomanes les stigmates psychiques et même quelques-uns des stigmates physiques de la dégénérescence mentale.

III. Comme toutes les idées délirantes qui surgissent sur ce fond commun de dégénérescence, l'idée délirante érotomaniaque est essentiellement *obsédante* et *impul-*

sive. C'est l'amour obsession. On retrouve là en effet les caractères de l'obsession pathologique : *Conscience* et *irrésistibilité*. Le malade sait ce qu'il fait ; il ne peut s'empêcher de le faire. C'est là ce qui fait l'intérêt médico-légal de cette étude.

IV. L'érotomanie peut exister à tous les âges, mais c'est plutôt une maladie de l'âge adulte, qui se développe après la puberté. A cette époque se forme le roman amoureux de la vie ; un idéal est créé dans l'esprit, et quand le malade rencontre la personne qui ressemble à cet idéal, il est frappé, l'obsession naît et s'implante. Comme les érotomanes sont en même temps mégalomanes, cet idéal est toujours une personne d'un rang supérieur (reine, princesse, homme d'Etat, etc...), un être mystique ou surnaturel, ou bien encore appartenant à une classe spéciale qui le différencie de ses semblables (prêtre, artiste, femme de théâtre, etc.).

V. L'obsession, chez l'érotomane, est caractérisée par ce fait qu'il est convaincu de n'être pas indifférent à la personne rencontrée, et même d'en être aimé. Il interprète dès lors tout dans le sens de ses idées délirantes (illusion) et trouve partout des preuves de cet amour, même dans les circonstances défavorables ou hostiles.

VI. Sous l'influence d'une telle obsession l'érotomane présente des réactions caractéristiques. On peut à ce point de vue l'envisager sous deux aspects différents.

a) *Persécuteur amoureux*, il poursuit avec acharnement l'objet de son amour. Correspondance fantastique; démarches d'abord discrètes, puis plus directes, finalement agressives. Passage à des actes criminels.

b) *Persécuté persécuteur.* — Il s'imagine que les obstacles qu'il rencontre sont dus à l'influence de telle ou telle personne dont il cherche à se débarrasser ou à se venger.

VII. L'érotomane est ainsi fatalement amené à commettre divers actes criminels dont les mobiles rentrent dans les catégories suivantes :

a) *Désespoir.* — Considérant qu'il ne pourra jamais être uni à l'objet de son amour, l'érotomane se désespère et attente à sa propre vie (suicide), ou cherche à être uni au moins dans la mort à la personne aimée (double suicide ou homicide suivi de suicide).

b) *Exaspération amoureuse.* — Le malade se fâche contre la personne aimée et porte ses violences contre elle (homicide).

Ou bien devient jaloux et porte ses violences soit contre la personne aimée seule, soit contre telle autre personne qu'il suppose être le rival préféré, soit contre les deux (homicide).

c) *Idées de persécution.* — Le malade porte ses violences contre telle personne qu'il suppose mettre obstacle à ses projets amoureux.

Enfin le sens moral peut être assez dévié, chez les érotomanes, pour les entraîner à des actes qui, sans être criminels, sont néanmoins répressibles (vol par amour, etc.).

VIII. L'érotomanie a une évolution chronique et progressive. Elle finit par la démence, mais elle n'en est pas la cause directe. Elle peut cependant présenter une évolution aiguë (fièvre érotique de Lorry).

Elle peut exister seule ou être associée soit au *Mysticisme* qui n'en est qu'une variété, soit à d'autres anomalies sexuelles (nymphomanie par exemple).

IX. L'érotomane ne doit pas être rendu responsable de ses actes. Il doit sortir indemne des mains de la justice. Mais comme il est appelé fatalement à devenir dangereux, soit pour lui-même, soit pour les autres, on doit l'interner définitivement.

Comme d'autre part l'érotomane appartient à la catégorie des *fous lucides*, son caractère d'aliéné peut passer inaperçu aux yeux des magistrats. D'où la nécessité d'un examen médical de l'état mental du prévenu, au début de l'instruction de toute affaire passionnelle.

X. L'érotomane choisit en général pour objet de son amour une personne de l'autre sexe. L'examen de certains faits autorise cependant à admettre l'existence d'*érotomanes homosexuels*.

INDEX BIBLIOGRAPHIQUE

Baillarger. — Monomanies avec conscience. In *Archives cliniques des maladies mentales*, 1861.

Ball. — La folie érotique. Paris, 1883.

Ball et Luys. — L'encéphale, t. III, 1883.

— — t. VII, 1887.

Ballet (Gilbert). — Les Psychoses. In Traité de médecine de Charcot, Bouchard et Brissaud, t. VI.

Barbick. — Aliénés criminels. In *Archives de Virchow*, 1884.

Barjod. — Monomanies instinctives. *Thèse*, Paris, 1852.

Charcot et Magnan. — Inversion du sens génital. *Archives de neurologie*, 1882, nos 7 et 12.

Chevalier. — Inversion sexuelle, Paris, 1883.

Coste (A.). — Anomalies intellectuelles. Paris, 1882.

Cullerre (A.). — Les frontières de la folie. Paris, 1888.

— Article des *Annales médico-psychologiques*, 1886.

— Traité des maladies mentales, Paris, 1889.

Dagonet. — Traité des maladies mentales.

— Folie impulsive. *Annales médico psychologiques*, 1870.

— Folie morale et folie intellectuelle, Paris, 1877.

Esquirol. — Traité des maladies mentales, Paris, 1838.

Falret (P.). — Article : Responsabilité légale des aliénés dans le *Dictionnaire encyclopédique des sciences médicales*.

Ferrand (P.). — De la maladie d'amour ou mélancolie érotique. Paris, 1623.

Garnier (Paul). — *Annales médico-psychologiques*, 1888.

— Rapport du prix Aubanel. *Annales M. P.*, juillet 1884.

— *Annales d'hygiène et de médecine légale*, 1895.

— *Id.* Une fausse mystique. Affaire Aug. Pepé. 1899.

— Anomalies sexuelles. Congrès de médecine de 1900. Section de psychiatrie, séance du 8 août.

— *Ann. médico-psych.*, 28 avril 1884.

— La folie à Paris, Paris. 1890.

Gley. — Aberrations de l'instinct sexuel. *Revue philosophique*, janvier 1884.

Jacoby. — De la monomanie impulsive. *Thèse*. Berne, 1869.

Krafft Ebing. — Psychopathia sexualis.

— Leçons de psychiatrie, traduction de E. Laurent.

Kreig (Julius). — Perversion des instincts sexuels, in *Brain* octobre 1881.

Lagardelle. — De la responsabilité partielle des aliénés, 1881.

Laurent (Emile). — L'amour morbide. Paris. 1895.

Legrand du Saulle. — Monomanies impulsives. *Thèse*. Paris, 1856.

— La folie devant les tribunaux. Paris. 1864.

— Leçons sur la folie héréditaire. Paris, 1873.

Legrand du Saulle, Berryer et G. Pouchet. — Traité de médecine légale. Paris. 1886.

Magnan. — Leçons cliniques sur la folie des dégénérés. Paris, 1883.

— Mémoire à l'Académie de médecine du 13 janvier 1885. Anomalies. Aberrations et perversions sexuelles.

— Leçons cliniques sur les maladies mentales. *Progrès médical*. Paris, 1893.

— *Annales médico-psychol.*, 1886.

Magnan et Legrain. — Les dégénérés. Collection Charcot Debove. Paris, 1895.

Magnan. — Etudes cliniques sur les impulsions et les actes des aliénés. Paris. 1881.

Moll. — Perversion de l'instinct génital. Paris, 1893.

Moreau de Tours (J.). — Psychologie morbide. Paris, 1859.

Moreau de Tours (P.). — Aberrations du sens génésique. Paris, 1887.

— La folie jalouse. Paris, 1877.

— La folie chez les enfants.

Morel. — Traité des maladies mentales. Paris, 1860.

Motet. — *Annales méd.-psych.*, 8 novembre 1880. (Responsabilité morale et responsab. sociale.)

— Les aliénés devant la loi. Paris, 1866.

Pactet et Colin. — Aliénés méconnus et condamnés.

— 1° Aliénés devant la justice.

— 2° Aliénés dans les prisons. Collection Leauté. Paris, 1901.

Renaudin. — Erotomanie. Article du *Dict. des sciences médic.*, en 60 vol., t. xiii.

Reuss. — Aberrations du sens génésique chez l'homme. *Ann. d'hyg. et de méd. lég.*, 1886.

Riant (A.). — Les Irresponsables devant la justice. Paris, 1888.

Ribot (T.). — Maladies de la volonté. Paris, 1885.

Sérieux. — Recherches cliniques sur les anomalies de l'instinct sexuel. *Thèse* de Paris, 1888.

Sommer. — Contribut. à la connaiss. des aliénés criminels. *Allgem. Zeitsch. für psychiat.*, xl, 1883.

Soury. — Etude clinique sur la folie héréditaire. *Th.* de Paris, 1886.

Stendhal. — De l'amour. Paris, 1887.

Taguet. — Les aliénés persécuteurs. *Ann. méd. psychol.*, 5e série, tome xv.

Tardieu. — Etude médico-légale sur la folie. Paris, 1871.

Tarnowsky. — Inversion du sens génital. (*Messager de psychiat. cliniq. de Saint-Pétersbourg*, décembre 1884.)

Thoinot. — Attentats aux mœurs et perversion du sens génital.

Trélat. — La folie lucide. Paris, 1861.

Westphall. — Die contrare sexual Empfindung in *Archives für Psychiatrie*, 1870 et 1876.

IMPRIMERIE F. DEVERDUN. — BUZANÇAIS (INDRE).

www.ingramcontent.com/pod-product-compliance
Ingram Content Group UK Ltd.
Pitfield, Milton Keynes, MK11 3LW, UK
UKHW022104260726
13993UKWH00001B/312

9 782329 221687